高血压病患者饮食调养

主　编
黄慧芹

编著者
赵宇昊　马彦旭　周　瑞
张　勤　马一兵　李　新

金盾出版社

内 容 提 要

本书分为7个部分，在介绍高血压病一般知识的基础上，重点阐述了高血压病及其合并症患者的饮食调养。全书共收集286个食疗方，每个食疗方均包括配方、制作、服法、功效和适用证型等5个项目。内容丰富，通俗易懂，操作简便，经济实用，是高血压病患者和基层医务人员的良好读物。

图书在版编目(CIP)数据

高血压病患者饮食调养/黄慧芹主编；赵宇昊等编著．—北京：金盾出版社，2002.1

ISBN 978-7-5082-1718-5

Ⅰ．高… Ⅱ．①黄…②赵… Ⅲ．高血压-食物疗法 Ⅳ．R544.105

中国版本图书馆CIP数据核字(2001)第068023号

金盾出版社出版、总发行

北京太平路5号(地铁万寿路站往南)

邮政编码：100036 电话：68214039 83219215

传真：68276683 网址：www.jdcbs.cn

封面印刷：北京印刷一厂

黑白印刷：北京金盾印刷厂

装订：永胜装订厂

各地新华书店经销

开本：787×1092 1/32 印张：4.5 字数：99千字

2012年9月第1版第9次印刷

印数：83 001～87 000册 定价：10.00元

前　言

高血压病是中老年人的常见病、多发病。随着人们物质生活水平的提高和工作节奏的加快，高血压病的发病率正有逐年上升的趋势。据统计，我国的高血压病患者超过一亿人，其发病率已接近西方发达国家的水平。高血压病后期常并发脑卒中、肾功能衰竭和心力衰竭，严重地危害人们的健康甚至生命。正因为高血压病的发病率高、危害性大，所以高血压病的防治日益引起临床心血管病专家的高度重视。

饮食治疗高血压病是以中医理论为指导，将天然食物与天然药物有机地融为一体，既保留食物的营养作用，又具有药物的防病治病功效，而且避免了药源性反应，这就是饮食疗法的特色。为了将高血压病的饮食调养方法介绍给读者，我们根据多年的临床工作实践，并吸取了同行们的宝贵经验，编写出这本《高血压病患者饮食调养》。本书介绍了高血压病的基础知识，包括高血压的定义、病因、分类、诊断等。重点介绍了高血压病的饮食调养方法，包括高血压病的饮食原则、常见的具有降压作用的食物及各证型的食疗方。此外，对高血压病合并冠心病、高脂血症、脑卒中、肥胖症、糖尿病的饮食调养也作了一般性介绍。

为了使读者有针对性地应用食疗方剂，本书对高血压及其合并症的中医常见证型作了介绍。中医在治疗疾病时，首先要辨证，然后根据不同的证候，采用相应的治法，即辨证施治。也就是说，对于同一个病，必须根据不同的证型，采用不同的治法和方药，才能有的放矢，药到病除。读者只要根据书中介绍的各证型的临床表现，了解基本的辨证分型原则，就能很容易地掌握每个食疗方的应用方法。

本书通俗易懂，适合具有中等文化程度的非医务人员阅读。全书收集食疗方 286 个，可供高血压病患者合理选用，也可供基层医务工作者参考。

在编写过程中参考了大量公开出版的医学图书、资料，在此，特向原作者表示衷心的感谢。由于作者水平有限，书中错误和不妥之处在所难免，敬请广大读者提出宝贵意见。

黄慧芹

2001 年 10 月于北京

目　录

一、概　述

高血压病是一种常见的心血管疾病。流行病学调查结果表明，高血压病的发病率有逐渐上升的趋势，但是在广大城乡居民中对高血压病的知晓率、治疗率和控制率还远远低于一些发达国家的水平。因此，普及心血管疾病知识，了解高血压病的发病原因、临床特点及对人体健康的危害，采取积极的防治措施，将具有十分重要的意义。

1. 高血压的定义

血压是血液在血管内流动时对血管壁的侧压力。心脏是血液循环的动力器官。心肌收缩产生的动力，使血液由心腔排出，沿着大动脉、小动脉到达全身，营养成分和氧气也随着血液的流动供应给全身组织器官。此时，由于血液对血管产生较大的压力，使得具有弹性的血管相应地扩张，缓冲了血管内的压力。心脏舒张时，血液由毛细血管，沿着静脉返回心脏。这时，虽然心脏停止了对血液的挤压，但动脉血管的弹性回缩，能迫使血液继续向前流动。所以，心脏收缩产生了收缩压，动脉血管的弹性回缩维持了舒张压。一定水平的血压是维持机体正常生命状态的必要条件。心脏和血管组成了体循环系统。

高血压是体循环动脉血压高于正常值的一种临床综合征。正常人的血压一日内的波动很大。人在运动时、饱餐后、情绪激动时，血压都会有不同程度的升高。即使在安静状态下，在上午和下午也会各有一次较明显的血压上升。大范围的普查发现，人群中无论是收缩压还是舒张压，其分布都是连续的直线或曲线。也就是说，正常血压和异常血压之间并没有严格的界限，所谓血压的高低是一个相对的概念。为了便于疾病的防治和疗效的判定，人们划定了高血压的范围，用以区分正常血压。通常以血压低于 17.3/11.3 千帕（130/85 毫米汞柱）为正常，而高于 18.7/12.0 千帕（140/90 毫米汞柱）为高血压。血压界于二者之间的称正常高值。

2. 高血压病的病因和发病机制

(1)高血压病的病因：高血压的发病原因尚不完全清楚，可能的发病因素主要有以下几方面：

①遗传和家族因素：早在一百多年前就有人提出，高血压病与遗传基因有关。有人用老鼠做动物实验，通过高血压动物的近亲繁殖成功地造成遗传性高血压动物模型，并且发现这些老鼠的高血压性脑出血也有遗传倾向。人们发现，家族中有高血压病史的人，其高血压病的发病率较高。父母患高血压病的，其子女发生高血压病的概率是父母无高血压病者的 2 倍。有学者报道，高血压病患者的成人兄弟姐妹中高血压病的患病率明显高于一般人，而单卵双生子比其他亲属间的血压相关性更高。

②职业和环境因素：城市中高血压病的发生率高于农村。脑力劳动者、工作环境噪音大或需要注意力高度集中的人，高血压病的发生率也高于一般人。这可能是高级神经活动紊乱导致了高血压病的形成。

③年龄因素：高血压的患病率有随年龄而增高的趋势。一般人在 40 岁以后血压有逐渐升高的趋势，但主要是收缩压升高，舒张压不超过 12.0 千帕（90 毫升汞柱）。这是因为随着年龄的增长，小动脉发生硬化，弹性逐渐减弱，这属于正常的生理变化。如果随着年龄的增长，人的体力活动减少，体重增加，

中老年人的高血压病发病率就更显著地高于青年人。

④饮食因素：研究发现，高血压病的发生与过量摄入食盐密切相关。食盐的主要成分是氯化钠，过量的钠能使血压升高。摄入饱和脂肪酸高的膳食多，而摄入不饱和脂肪酸的膳食很少，易引起血压的升高。人们常用不饱和脂肪酸(P)与饱和脂肪酸(S)的比值，简称P/S比值，来反映膳食中两种脂肪酸的比例。饱和脂肪酸的含量越高，P/S比值越低，高血压病的发病率就越高；相反，不饱和脂肪酸的含量越高，P/S比值越高，高血压病的发病率就越低。此外，饮食中缺钙、缺铬，饮用水中镉的含量过高等，都与高血压病的发生有关。

⑤烟酒嗜好：研究发现，吸烟与不吸烟者的高血压病的发病率有显著差别。纸烟中的尼古丁可以兴奋血管运动中枢，引起小动脉血管痉挛，增加血流阻力，导致血压升高。长期饮酒超过一定限度时，可致血压上升。

⑥体重因素：肥胖人的高血压发病率远远高于体重正常或低于正常的人。肥胖者血压升高的机制可能与钠摄入过多、代谢障碍、内分泌失调、心输出量增加以及血管阻力大等多种因素有关。肥胖的高血压病患者减轻体重后，血压也随之下降，正常体重的人减重后血压无明显变化。

(2)高血压病的发病机制：高血压病的发病机制尚未完全阐明，目前有以下几种学说：

①神经源学说：长期反复的精神刺激和过度紧张，可引起血压升高。不良刺激在大脑皮质形成兴奋灶，使皮质下血管运动中枢的调节失常，血管收缩神经冲动占优势，引起小动脉紧张度增强，导致血压升高。这种反应最初是暂时的，但频繁发生后，微血管就发生适应性结构改变，管壁增厚，周围阻力增高，血压持续升高。

②肾源学说(肾素-血管紧张素-醛固酮学说):实验证明,肾小球旁细胞分泌肾素,肾素在血浆中将肝脏产生的血管紧张素原水解为血管紧张素Ⅰ,血管紧张素Ⅰ经血管紧张素转换酶的作用,形成血管紧张素Ⅱ,使周围小动脉收缩和心脏搏动加强而致血压升高。血管紧张素Ⅱ还可刺激肾上腺分泌醛固酮,引起钠潴留,导致血容量增高,血压上升。此学说只能解释部分高血压病的发病机制。因为大多数高血压病患者的肾素水平正常,少数人的肾素水平增高,还有部分患者肾素水平低于正常值。在肾源性高血压病的发病机制中,肾素—血管紧张素—醛固酮系统起着重要作用。

③内分泌学说:此学说认为,肾上腺髓质激素中的肾上腺素增加心排出量,去甲肾上腺素引起小动脉收缩。肾上腺皮质激素可使水和钠潴留,并影响血管的反应性,导致血压升高。但是,多数患者的激素分泌并无明显增高或仅有轻度增高而不足以引起血压的升高。高血压患者的交感神经冲动增加,小血管对肾上腺素和去甲肾上腺素的反应性增高可能是血压持续升高的原因。

④遗传学说:有人认为本病具有单基因遗传特征,也有人认为本病的异常遗传特性是多基因的,多个遗传因子的作用使血压升高。

目前多数人认为,高血压病的发病机制可能是多种因素的综合作用。

3. **高血压的分类、分级、分期和分型**

(1)分类:按发病原因可将高血压分为原发性高血压和继发性高血压。

原发性高血压又称高血压病,发病原因尚不完全清楚,临床上是以体循环动脉血压升高为主要表现的一种独立疾病。

大多数高血压患者都属于原发性高血压病。周围小动脉阻力增高是高血压病发生的主要原因。继发性高血压又称症状性高血压。与原发性高血压不同的是，继发性高血压是某些疾病的并发症状。也就是说，血压升高仅仅是这种原发病的临床表现之一。某些肾脏疾病、内分泌疾病、颅脑疾患都可以引起血压升高。继发性高血压的临床表现与原发性高血压相似，但治疗方法不尽相同。继发性高血压应首先查找导致高血压的原发病，随着原发病的治愈，血压也随之恢复正常。而单纯应用降压药，往往降压效果不理想。

(2)分级：按血压升高的程度可将高血压病分为三级。

一级(轻度)：收缩压 18.7～21.2 千帕(140～159 毫米汞柱)，舒张压 12.0～13.2 千帕(90～99 毫米汞柱)。

二级(中度)：收缩压 21.3～23.9 千帕(160～179 毫米汞柱)，舒张压 13.3～14.5 千帕(100～109 毫米汞柱)。

三级(重度)：收缩压大于或等于 24.0 千帕(180 毫米汞柱)，舒张压大于或等于 14.7 千帕(110 毫米汞柱)。

(3)分期：按高血压病的临床表现和病情进展，可将高血压病分为三期。

第一期：血压达到确诊为高血压水平，临床上无心、脑、肾并发症表现。此期仅有血压的增高而无靶器官的损伤。

第二期：血压达到确诊为高血压水平，并有下列各项中之一项者：

①X 线、心电图或超声心动图检查发现有左心室肥大的证据。

②眼底检查见有眼底动脉普遍或局部变窄。

③蛋白尿或血肌酐浓度轻度升高。此期已发生器质性损伤，但器官功能尚能代偿。

第三期：血压达到确诊为高血压水平，并有下列各项中之一项者：

①脑血管意外或高血压脑病。

②心力衰竭或肾功能衰竭。

③眼底出血或渗出，此期损伤的器官功能已失代偿。

(4)中医分型：高血压病属中医“眩晕”范畴。中医学认为，眩晕的发生主要是由于肾阴不足，水不涵木，肝阳上亢。其致病邪气有风、火、痰等。中医辨证主要有以下 6 个证型：

①肝火上炎证：头痛眩晕，耳鸣如潮，面红耳赤，口苦胁痛，烦躁易怒，便秘尿赤，舌质红，苔黄，脉弦数。

②肝阳上亢证：眩晕耳鸣，头痛且胀，急躁易怒(可致眩晕、头痛加重)，伴面色潮红，四肢麻木，手足震颤，心烦口苦，失眠多梦，大便秘结，舌质红，舌苔黄，脉弦。

③阴虚阳亢证：眩晕耳鸣，头痛目胀，心悸易怒，腰膝酸软，失眠健忘，五心烦热，舌质红绛，舌苔黄而燥，脉弦细数。

④肝肾阴虚证：眩晕目涩，视物不清，耳鸣如蝉，腰膝酸软，失眠盗汗，咽干口燥，肢体麻木，舌质干红，苔少，脉细数。

⑤痰浊中阻证：眩晕头痛，头重昏蒙，胸脘胀闷，呕吐痰涎，身重体困，形体肥胖，困倦多寐，舌质淡红，苔白腻，脉弦滑。

⑥气血不足证：眩晕每于劳累后加重，面色苍白，唇甲无华，神疲懒言，纳食减少，心悸失眠，大便溏薄，舌质淡，舌苔薄白，脉沉细。

4. 高血压病的诊断

高血压病的诊断不能仅靠一次测量数值。正常人的血压受多种因素的影响而有一定的波动，精神紧张、情绪激动、体力劳动、剧烈运动后血压都会有一定程度的升高。这种升高称为一过性高血压。在人体休息、情绪安静后血压会降至平时的水平。只有在安静时多次、多日测量血压，取其平均值，才能作为诊断的依据。多日测量有困难时，也可用一日内间隔 1 小时以上测量复查。这样，就可以避免将一过性高血压诊断为高血压病。

高血压病的诊断也不能仅靠血压的数值，而应除外症状性高血压。症状性高血压是因某些疾病引起的血压升高，血压高只是原发病的一种表现。当患者临床表现较复杂，不能用高血压病来解释，或者应用降压药物后降压效果不满意时，就要考虑到症状性高血压的可能，应积极查找原发病，针对病因进行治疗。

目前诊断高血压病一般采用世界卫生组织推荐的诊断标准：成人正常血压为收缩压 18.7 千帕（140 毫米汞柱）或以下，舒张压 12.0 千帕（90 毫米汞柱）或以下。收缩压等于或高于 18.7 千帕（140 毫米汞柱），舒张压等于或高于 12.0 千帕（90 毫米汞柱），二者符合其一即可诊断为高血压病。收缩压在 18.7～19.9 千帕（140～149 毫米汞柱），舒张压在 12.0～12.5 千帕（90～94 毫米汞柱）时，称临界高血压。血压在临界值时需多次测量，以观察血压的变化。

5. 家庭自测血压的方法

动脉血压一般是指主动脉、肱动脉、股动脉等大的动脉血管中的压力。测量血压的方法有直接法和间接法两种。直接测量法是将动脉导管插入动脉血管内，通过传感器测出血管内或心腔内的压力。直接测量法测得的血压数值很准确，但它需要严格的无菌操作，对人体也有一定的损伤，因此临床上广泛应用的是间接测量法。

（1）测量血压的原理：目前各医院临床使用的是水银柱式

血压计。它利用充气压脉带压迫血管，压力变化时，通过测听血管音而测量血压。当带内压力高于血管内的最高压力，即收缩压时，血流被完全阻断，这时听诊器远端听不到任何声音。当带内压力稍低于收缩压时，有少量血液通过压迫区而产生血管音，这时带内的压力即代表收缩压。随着带内压力的继续下降，通过压迫区的血液逐渐增多，当带内压力降至低于血管内的最低压力，即舒张压时，血流失去阻力，此时血管音突然变小并很快消失。我们将声音消失时压脉带内的压力作为舒张压的标志。血压计还有气压表式和电子血压计两种，但以水银柱式血压计的计测值较为准确可靠。

(2)测量血压的方法：测量血压前，患者应休息 10 分钟，消除过度疲劳对血压的影响。测量时患者取坐位，将血压计充气袖带缠绕上臂一周，再将听诊器放到肱动脉搏动处。给气囊充气，听诊声音消失后，应继续充气至水银柱面上升 4.0 千帕(30 毫米汞柱)左右，然后缓慢放气，听到清晰的第一声搏动音时，血压计读数为收缩压数值。继续放气，声音消失时的读数即为舒张压数值。

(3)测量血压时的注意事项

①血压计的汞柱零点应与病人的心脏处于同一水平位置，否则测得的血压值将与实际血压值有一定误差。

②正常人两上臂的血压测量值可略有差别，但一般不超过 1.3 千帕(10 毫米汞柱)，高血压患者左右臂的血压差数可高于正常人。通常以右臂的血压值作为测量结果。

③舒张压数值应以声音消失为准，个别人声音减弱后持续不消失的，可采用变音时的读数作为舒张压。

④一般连续测量 2～3 次，取平均值。每次测量后应将汞柱降至“0”点，再作下一次测量。

⑤血压计使用后应向右倾斜45°，关闭贮汞阀，以免水银流出。

血压新旧单位换算方法：

血压是血液对血管壁产生的压力。医学上用单位面积的血管壁所承受的血液压力（即压强）表示血压的大小。过去使用的血压单位是毫米汞柱（mmHg），目前使用的是千帕（kPa）。二者互换的公式是：

1毫米汞柱＝0.133千帕，或

1千帕＝7.5毫米汞柱。

比如，某人的收缩压是152毫米汞柱，换算成千帕就是：152×0.133＝20.3（千帕）。又如，某人的舒张压为10.4千帕，换算成毫米汞柱是：10.4×7.5＝78（毫米汞柱）。

6. 食物的性味与作用

中医学用四气五味来区分不同药物的性质。四气五味理论是中药学的基本理论之一。所谓四气，又称四性，是指药物所具有的寒、热、温、凉四种不同药性。这四种药性，是药物作用于人体，对于疾病所产生的不同作用的概括和归纳。总的来说，寒凉的药物能治疗热性疾病，而温热的药物能治疗寒性病证。中医学所说的“寒者热之，热者寒之”是最基本的用药规律。寒凉为阴，温热为阳。寒与凉，温与热，仅是程度上有差别。此外，还有平性的药物，平性药物性质比较平和，但也有偏温偏凉的细微差别，所以习惯上仍称四气。五味，是指酸、苦、甘、辛、咸五种不同的药味。最初的五味是用舌头感觉出来的，而现在所说的五味已不是单纯用舌头所能辨别的了，更多的是包括了药物作用的含义。《素问·至真要大论》中说“辛散、酸收、甘缓、苦坚、咸软”，就是将五味的作用进行了归纳。具体来说，辛味药物具有能行能散的作用，有行气、散寒、活血的功效。酸味具有能收能涩的作用，可以收敛、固涩。甘味药物具有补气补血、缓和药性、缓解毒性的作用。苦味有降气、泻火、润燥的作用。咸味有泻下、软坚的作用。此外，还有一些药物，其味不显著，称为淡味，一般认为“淡附于甘”，习惯上甘淡并称。淡味有渗湿利水的作用。

中医学认为，食物与药物一样，同样具有不同的四气与五味。一般说来，粮食中性味甘平的居多。粳米、玉米、小麦、豌豆、蚕豆、大豆等甘平；高粱、糯米、刀豆甘温；小米、荞麦、绿豆、豆腐甘凉；大麦甘咸凉。蔬菜中，白菜、包心菜、胡萝卜、土豆甘平；芹菜、苋菜、菠菜、莴苣、油菜、冬瓜、丝瓜甘凉；茄子、莼菜、茭白甘寒；洋葱、芥菜、大蒜、香菜、薤白、葱、姜、韭菜、茴香辛温；南瓜甘温，苦瓜苦寒；辣椒辛热。水果中以甘凉或甘寒居多，如西瓜、荸荠、香蕉、柿子、甘蔗、柚子、苹果等甘凉；菠萝甘平，葡萄、李子甘酸平；桃、杏、山楂、荔枝、石榴甘酸温；桂圆、樱桃甘温。干果中莲子、葵花子、花生、甜杏仁甘平；核桃肉、大枣、栗子、松子甘温。肉类中猪肉、驴肉、鹅肉、鹌鹑肉甘平；羊肉、牛肉、狗肉、鹿肉、鸡肉、麻雀肉甘温；鸭肉、兔肉甘凉。水产类中鲫鱼、鲤鱼、鲥鱼、青鱼、鳜鱼、比目鱼、银鱼、黄花鱼、乌贼鱼、元鱼甘平；草鱼、带鱼、鳝鱼、白鲢、鳙鱼、青虾、海参甘温；螃蟹、蚌、海带、紫菜咸寒；淡菜甘咸温。

二、高血压病患者饮食调养方法

(一)导致高血压病的膳食因素

膳食是影响血压高低的重要因素,长期的不合理膳食结构会诱发或加重高血压病。

1. 食盐的过量摄入(高钠)

食盐的成分是氯化钠。钠的摄入与血压呈正相关。食盐的过量摄入,可使过多的钠离子在体内潴留,由于钠能吸引血液中的水分,造成水潴留,使细胞外液量增加,血压因而升高。同时,细胞外钠离子浓度的升高,影响到细胞内,导致细胞内钠浓度升高,出现细胞内水肿,小动脉壁平滑肌细胞肿胀,管腔狭窄,外周阻力增大,血压升高。此外,钠离子的增多,影响细胞膜的离子交换和去甲肾上腺素的释放,出现升压作用。调查表明,我国人群日均摄钠量每增加 1 克,平均收缩压增高 0.27 千帕(2 毫米汞柱),舒张压增高 0.23 千帕(1.7 毫米汞柱)。

2. 脂肪的摄入过多

过多的脂类物质能增加血液的粘稠度,使血液流动时产生较大的阻力,血液对血管壁的侧压力就会增大,使血压升高。脂肪摄入过多与肥胖密切相关,肥胖的人极易发生高血压。目前肥胖的人易患高血压的原因还不十分清楚,但肥胖的高血压患者减轻体重后,血压可明显降低。

3. **缺钙**

钙是控制高血压病的重要营养素。有关学者研究发现，降低膳食中的钙摄入量，会引起血压的升高，而膳食中含钙高的人，高血压病的发病率也较低。研究证明，当人群日均摄钙量每增加 100 毫克时，收缩压平均下降 0.34 千帕(2.5 毫米汞柱)，舒张压平均下降 0.17 千帕(1.3 毫米汞柱)。

4. **缺钾**

钾的摄入与血压呈负相关，即钾能使血压下降。我国人群的钾摄入量每日 2 500 毫克左右，普遍低于西方国家的每日 3 000毫克～4 000 毫克。钾的降压作用大于钠的升压作用，因此高钠低钾是高血压病发生的重要因素。

5. **缺铬**

动脉粥样硬化症与高血压病有着密不可分的关系，两者常相伴发生，互为因果。动脉硬化，弹性减退，使收缩压升高，脉压差增大，导致高血压病，而血压的升高又会加速动脉的粥样硬化。药理研究表明，缺铬是导致动脉粥样硬化的主要原因，当补充足量的铬后，动脉粥样硬化的状况会明显改善。

6. **高镉低锌**

镉是一种与血压有关的微量元素，饮用高镉水可致血压增高。国外研究人员用含镉 5%的水喂大鼠，结果大鼠出现了血压升高的症状；进一步研究发现，镉聚集在大鼠的肾脏、肝脏和动脉中，镉对肾组织比锌有更大的亲和力，干扰某些需要锌的酶系统。膳食中的锌能对抗镉的升压作用。粮食加工过程中降低了镉/锌比值，是引起血压升高的重要膳食因素。

(二)有降血压作用的食物

1.粮食类

(1)玉米:玉米又称苞谷、苞米、棒子、玉蜀黍,是乔本科植物玉蜀黍的种子。味甘,性平,入胃、大肠经,有和中、利尿的功效。玉米的营养非常丰富,每百克玉米含蛋白质 8.5 克,脂肪 4.3 克,淀粉 72.2 克,还含有较高的维生素 B_1、B_2、B_6,胡萝卜素,纤维素,以及磷、镁、硒、钙、铁等,其营养价值高于大米和面粉。玉米所含的脂肪主要是不饱和脂肪酸,其中 50%为亚油酸。亚油酸可抑制胆固醇的吸收。长期食用玉米油,可降低血中胆固醇,防止动脉血管硬化。玉米须中含木聚糖、谷固醇、维生素 K、有机酸等,有利尿、降压、利胆、抗凝血等作用,对高血压病、糖尿病、胆囊炎、胆石症有辅助治疗作用。可见,玉米虽价格低廉,但有很高的营养价值。玉米须煎汤代茶饮,可帮助高血压患者有效地降低血压。用玉米油烹调菜可防治冠心病、高脂血症、脂肪肝等多种疾病。

(2)绿豆:绿豆又名青小豆,是豆科植物绿豆的种子。味甘,性凉,入心、胃经,具有清热解毒、止渴祛暑、利水消肿、降压明目的功效。绿豆具有很高的营养价值,每百克绿豆中含蛋白质 22 克,糖类 59 克,脂肪 0.8 克,钙 80 毫克,磷 360 毫克,铁 6.8 毫克,胡萝卜素 0.22 毫克。绿豆中的蛋白质、钙、铁、维生素 B_1、B_2 含量都超过了鸡肉。现代研究表明,绿豆是高钾低钠食品,K 因子(钾/钠比值)高达 200 以上,能降低血压和维持血压的稳定。绿豆与小米一起煮粥,因所含氨基酸互补,可以提高营养价值。绿豆粉能有效地降低高脂血症家兔的血清胆固醇、三酰甘油和低密度脂蛋白,明显减轻冠状动脉粥样硬化程度。高脂血症患者每日食用绿豆50克,血清胆固醇可有明显下降。绿豆芽的营养价值更大,因绿豆在浸发的过程中,对人体有害的植物凝血酸消失了,热能减少了,而维生素和矿物质的含量大大增加。绿豆芽最适合肥胖患者食用,吃绿豆芽既可填饱肚子,又不用担心会发胖。高血压、冠心病、高脂血症的患者也应注意多食用绿豆芽。

(3)白薯:白薯又称红薯、甘薯、地瓜、甜薯、番薯,是薯科植物甘薯的块茎。味甘,性平,入脾、肾经,有健脾补肾的功效。白薯在我国广泛种植,人们把白薯作为主要粮食作物。近年随着生活水平的提高,白薯逐渐被精米、白面所替代。但是,心脑血管病、糖尿病、肥胖病等"富贵病"患病率的增高,使人们认识到长期食用精制食品会对健康产生不利影响,而白薯因其良好的营养和医疗价值重新得到了人们的重视。每百克白薯含糖类25克,蛋白质15克,钙15.6毫克,膳食纤维13克,维生素A、B_1、B_2的含量比大米和白面还高。日本科学家发现,白薯中有一种具有特殊功能的粘蛋白。这种粘蛋白是多糖蛋白质的混合物,属胶原和粘液多糖类物质,能保护粘膜,提高机体免疫力,还可促进胆固醇的排泄,保持血管壁的弹性,降低血压,防止动脉硬化。白薯含钾、钙、钠、铁等较高,是"碱性食品",食后可中和血液中的酸性物质,保持血液的酸碱平衡。白薯还有抗癌、止血、促进脑细胞功能、延缓智力衰退的作用,是世界公认的健康长寿食品。吃白薯时要注意,不要吃生白薯,因为白薯中含有气化酶,进入胃肠道后容易产气、产酸。只有煮熟蒸透后,气化酶才被破坏,白薯中的淀粉也才能被很好地消化吸收。

(4)花生:花生又名落花生、番花生、长生果,是豆科植物花生的种子。味甘,性温,入肺、胃经,具有补肺润燥、健脾和胃的功效。花生具有较高营养价值和药用价值，又美味可口，老少皆宜，因此深得人们的喜爱。花生的营养很丰富，每 100 克花生中含蛋白质 27 克，脂肪 40 克，糖类 22 克，钙 71 毫克，磷 400 毫克。此外，还含有较高的铁、胡萝卜素、B 族维生素、维生素 E、胆碱等。花生中含有丰富的脂肪油，达 40％以上。这些脂肪中，脂肪酸的种类很多，其中不饱和脂肪酸含量在 80％以上，近一半是亚油酸。亚油酸等不饱和脂肪酸具有降低胆固醇，防止动脉粥样硬化，降低血压的功效。有人发现，用醋浸泡花生米 1 周后，每晚服 7～10 粒可使高血压病患者的血压下降，有的甚至能接近正常水平。花生壳也有降压和降脂的作用，将花生壳洗净冲水代茶饮，对于高血压和高脂血症有一定疗效。花生中维生素 E 是一种长寿因子，它不但能防止动脉粥样硬化，还有延缓人体细胞衰老的作用。花生中的胆碱能增强记忆力，防止大脑功能的衰退，人们由此把花生称为“长生果”。值得注意的是，受潮发霉的花生不能吃，霉变的花生含有黄曲霉素，可以致癌。花生属于高脂肪、高热能食品，高脂血症和肥胖病患者不宜大量进食花生。花生所含的油脂成分具有缓泻的作用，平素脾虚便溏的人不宜过多食用，患急性肠炎和痢疾的患者也不宜食用花生，以免腹泻加重。花生所含的油脂需要大量的胆汁来消化，因此胆囊切除的患者不宜食用，否则会因胆汁的缺乏导致消化不良。

2. **蔬菜类**

(1)芹菜：芹菜又叫药芹、香芹，是伞形科植物旱芹的全草。味甘、苦，性凉，入肝经，有平肝清热、祛风利湿、提神醒脑的功效。芹菜营养丰富，蛋白质和钙、磷、铁及维生素的含量高于一般蔬菜。其挥发油中含特殊气味的丁基苯酞类化合物，能增进食欲。现代药理研究证明，芹菜中含有丰富的维生素 P，能降低毛细血管的通透性，具有降低血压的功效。芹菜的叶和根营养也很丰富，如芹菜叶中的蛋白质、脂肪、糖类及维生素C的含量均超过了茎部。用作食疗时，最好不要将叶和根丢掉。作为高血压病的膳食，可以将鲜芹菜捣汁加白糖饮用；也可以把芹菜根洗净切片，与荸荠一同放入沙锅加水煎汤服用；或者将芹菜叶用开水烫后凉拌或作馅，也别有风味。

(2)茼蒿：茼蒿又称蓬蒿、蒿子秆，是菊科植物茼蒿的茎叶。味辛、甘，性平，入肝、肺经，有和脾胃、消痰饮、利二便的功效。茼蒿的营养成分非常丰富，除了含有丰富的氨基酸、胡萝卜素及钙、磷、铁外，还含有一种挥发性的精油及胆碱等物质，具有开胃健脾、降压补脑的功效。茼蒿用作食疗的方法主要有：鲜茼蒿洗净捣烂取汁，用温开水冲服；鲜茼蒿加水煎煮，每日分2次饮服；将茼蒿焯一下，拌上盐、味精、麻油等食用；将茼蒿切碎，拌入羊肉馅做馄饨；或者将茼蒿与豆腐或肉类共炒。由于茼蒿中的芳香性精油遇热易挥发，所以胃肠功能不好的人食用时，需注意不要炒得过火。炒前可以先用盐渍一下，急火快炒。

(3)茭白：茭白是乔本科植物菰的花茎，经茭白黑粉菌刺激后形成的肥大的肉质茎。茭白味甘，性寒，有清热除烦、通利二便的功效。茭白含有蛋白质、脂肪、糖类，维生素B_1、B_2、C及烟酸、钙、磷、铁等成分。茭白的有机化合物是以氨基酸的形式存在的，所以它具有很高的营养价值，味道也很鲜美。茭白的吃法很多，煮、炒、蒸、凉拌、做馅均可。茭白能通利二便，常吃茭白对高血压病、糖尿病、便秘等很有好处。应注意的是，茭白性寒，食用时应加葱、姜等辛温作料，否则，脾胃虚弱的人食后会发生大便溏泻。此外，茭白中含有草酸和草酸钙，患有尿路结石者不宜多食，以免加重病情。

(4) 洋葱:洋葱称葱头、玉葱、球葱,是百合科植物洋葱的鳞茎。味辛,性温,入肺经,有和胃下气、清热化痰等功效。科学家发现,洋葱中含有前列腺素样物质,它是一种较强的血管扩张剂,能减少外周血管和心脏冠状动脉的阻力,降低血液粘稠度,从而使血压下降。洋葱几乎不含脂肪,而它所含的挥发油有降低胆固醇的作用。另外,洋葱还含有降糖成分。因此,食用洋葱对于高血压病、高脂血症、糖尿病患者都颇有益处。

(5)莴苣:莴苣又称莴笋,是菊科植物莴苣的茎和叶。味甘、苦,性凉,入肠、胃经,具有清热、利水、通乳的功效。莴苣含有较高的钾,而含钠非常低,K 因子>5,有利于维持人体的水盐平衡,改善心脏功能,促进排尿,降低血压。莴苣的热能很低,而水分含量高,所以还是一种减肥食品。另外,莴苣含糖低,含烟酸高。烟酸是胰岛素的激活剂,因此很适合糖尿病患者食用。莴苣的性质比较寒凉,脾胃虚弱者不宜多吃。古人认为过多食用莴苣致眼疾,有临床报道因吃莴苣过多而致夜盲的,停食一段时间后视力又恢复了正常。至于莴苣导致夜盲的原因,目前尚不清楚,素有眼病的人食用不可过多。

(6)莼菜:莼菜又名水葵、浮菜,是睡莲科植物莼菜的茎叶。味甘,性寒,入肝、脾经,具有清热解毒、利水消肿的功效。莼菜生长在江南水乡,是一种名菜。古代的文人墨客常将莼菜写进诗词,古语"莼鲈风味"、"千里莼羹"中的"莼"即是莼菜。以莼菜为原料的菜肴中,三丝莼菜汤、莼菜鲈鱼羹、虾仁拌莼菜都很有名。现代研究发现,莼菜的叶背分泌的一种类似琼脂的粘液中,含有大量的多糖,初春的新叶中所含更多。经动物药理实验证实,其粘液质有抗癌和降血压的作用。莼菜性寒,与性温的鱼类一起烹制,不仅可以解其寒凉之性,味道也更加鲜美。

(7)茄子:茄子是茄科植物茄的果实。味甘,性寒,入脾、胃、大肠经,具有清热、消肿、止血的功效。茄子中含有丰富的蛋白质、脂肪、钙、磷、铁和多种维生素。紫茄子中维生素P的含量远远高于一般蔬菜和水果。维生素P又称芦丁,具有降低血压,增强血管弹性,降低毛细血管的脆性和通透性,防止血管破裂出血,提高血管的修复能力的作用。茄子还能增强体内抗氧化物质的活性,有减弱和清除自由基的作用,是抗衰老的食品之一。高血压病、心脑血管病患者宜食茄子。茄子中因含有一种带涩味的生物碱,所以不宜生吃。茄子的吃法很多,拌茄泥、炒茄丝、晒茄子干做汤、盐渍茄块等均可。

(8)番茄:番茄又名西红柿,是茄科植物番茄的果实。味甘、酸,性微寒,入肝、脾、胃经,具有生津止渴、凉血平肝、清热解毒的功效。番茄含有丰富的营养素,是果、蔬、药兼备的食物。它所含的葡萄糖、果糖、有机酸易于被人体直接吸收。番茄不仅富含维生素C,而且由于有机酸的保护,它所含的维生素C不易因加热而遭到破坏。维生素C不仅能防治坏血病,预防感冒,促进伤口愈合,还有抗氧化作用,对降低胆固醇,防治动脉粥样硬化有重要作用。番茄中的B族维生素含量丰富,其中包括有保护心脏和血管,防治高血压病作用的重要维生素——芦丁。番茄中无机盐含量非常高,其中以钾离子含量为最高,属高钾低钠食品(K因子高达30),有利于高血压病的防治。番茄中的苹果酸和柠檬酸能帮助消化,促进胃液对脂肪的消化。番茄特有的番茄素有助消化、利尿和保护心脏的作用。因此,番茄是高血压病、高脂血症、肥胖病患者的食疗佳品。

(9)菊花:菊花是菊科植物菊的头状花序。味甘、苦,性凉,入肺、肝经,具有疏风清热、平肝明目、解毒的功效。菊花的品种很多，一般入药和用作食疗的是白菊花、黄菊花和野菊花。菊花含有维生素 A、B 族维生素、菊甙、挥发油、胆碱、腺嘌呤等物质。菊花有很好的降压、降脂作用，菊花茶是最简单的防治高血压的保健饮料，可取菊花 10 克，用沸水冲泡，代茶频饮；或将菊花与茶叶混合，一同冲泡，用于早期高血压病的辅助治疗；菊花与山楂研末冲水饮用，有减肥降脂的功效。用菊花煮粥、做蛋糕，菊花嫩苗炒食都是很好的食疗方法。

(10)胡萝卜：胡萝卜是伞形科植物胡萝卜的根，味甘，性平，生者性凉，入肺、脾经，具有健脾消食、下气止咳、清热解毒、养肝明目的功效。胡萝卜是难得的果、蔬、药兼用之品，因而有“廉价的小人参”之称。胡萝卜中含有蛋白质、脂肪、糖类、钙、磷、铁、铜、镁及维生素 B_1、B_2、C 和多种挥发油。胡萝卜的成分中最大特点是富含胡萝卜素，又称维生素 A 原，它具有维生素 A 的活性，能在体内转化为维生素 A，对保护视力，治疗夜盲症等眼疾，维持人体上皮细胞功能具有重要作用。胡萝卜中所含 β-胡萝卜素有抗氧化作用，能消除自由基，对恶性肿瘤、心血管病、老年病均有预防和治疗作用。现代研究发现，胡萝卜有降血压、降血糖、强心等作用。胡萝卜中的琥珀酸钾盐是降压的有效成分。美国科学家还发现，胡萝卜有降低胆固醇的功能。胡萝卜素是脂溶性物质，炒食或与肉类一同烹调，利于吸收。另外，胡萝卜不宜生吃，因为生吃时不易消化，大部分维生素会随粪便排泄掉。过多食用胡萝卜时会出现皮肤发黄、恶心、厌食、乏力等，常被误认为得了肝炎，但停食胡萝卜后症状会很快消失。

(11)荠菜：荠菜又名地菜、地菜花，是十字花科一年生草本植物。味甘，性平，入肝、脾经，具有明目、降压、和脾、利水的功效。荠菜有极强的耐寒力，严冬刚刚过去便在田梗、溪边出现，所以人们称它为“报春菜”。《诗经》中有“谁谓荼苦，其甘如荠”之句。民间有“三月三，荠菜当灵丹”之说。作为一种野菜，能如此受到称颂，是由它独特的营养和医疗保健功能决定的。因为每百克荠菜中含蛋白质 4.3 克，糖类 4.8 克，脂肪 0.3 克，钙 420 毫克，维生素 C 44 毫克，还含有胡萝卜素、铁、钾、镁等。现代药理研究证实，荠菜含有丰富的胆碱、乙酰胆碱、荠菜酸钾等成分，有降低血压的功能。荠菜所含的黄酮素、芸香甙等能扩张冠状动脉；所含的香叶木甙有维生素 P 样作用，其降低毛细血管通透性和脆性的作用比芦丁强。因此，荠菜适合于高血压、冠心病患者食用。鲜荠菜 10 克或荠菜花 15 克，水煎代茶饮用，连服 2 周，可有效地降低血压。荠菜炒食、凉拌、煮粥、做馅也都很有特色。

(12)马兰头：马兰头又称田边菊、路边菊、马兰菊，是菊科植物马兰的嫩茎叶。味辛、苦，性凉，入肝、胃、大肠经，具有清热解毒、凉血止血、消肿利湿的功效。马兰头生长在南方，是人们喜爱的野菜。它的各种营养成分都较丰富，除了糖类、蛋白质、脂肪等一般营养成分外，所含的维生素、无机盐均很高，每 100 克马兰头中，含钙 145 毫克，磷 69 毫克，钾 533 毫克，都超过了一般蔬菜。高血压患者食用马兰头很有益处。高血压及眼底出血的患者，可用马兰头 30 克，生地 15 克，煎水服用，10 日为 1 个疗程。

(13)刺菜：刺菜又名刺儿菜、小蓟草，是菊科植物小蓟的全草。味甘、微苦，性凉，入肝、脾经，具有凉血止血、清热解毒的功效。刺菜属野菜，我国各地均有生长。大蓟也是刺菜类，味甘，性凉，与小蓟同科不同属，性能相近，都作药用。大蓟和小蓟都含有生物碱、皂甙等，其水浸出液、乙醇浸出液有明显而持久的降压作用，小蓟的降压作用更显著。高血压患者可每日用小蓟20克或大、小蓟各10克，水煎代茶饮用，连用1周以上可见效。

3. **水果类**

(1)香蕉：香蕉是芭蕉科植物甘蕉的果实。味甘，性寒，入脾、胃经，具有清热、润肠、解毒等功效。香蕉含糖类和蛋白质较多，含脂肪较少，维生素的含量较高，其中，维生素A的含量是苹果的4倍，而其维生素E的含量仅次于苹果。香蕉含钠量极低，钾的含量却非常高，每100克香蕉中含钾400毫克。钾能抵制钠离子的升压作用，并能保护心肌细胞，改善血管功能。香蕉还含有血管紧张素转化酶抑制物质，能抑制血压的升高。香蕉中含糖虽高，但临床发现，糖尿病患者吃香蕉后，血糖水平比进食其他糖类为低。因此，香蕉很适合高血压、冠心病患者食用。糖尿病患者也可以适量食用。

(2)柿子：柿子是柿科植物柿的果实。味甘、涩，性寒，入心、肺、大肠经，具有清热、润肺、止渴的功效。柿子含有丰富的蛋白质、维生素、碘、铁、钙及果胶等。柿子和柿饼均属高钾低钠食品，能降低血压和保护血管。柿子汁中所含单宁成分及柿叶中提取出的黄酮甙能降低血压，并能增加冠状动脉的血流量，有利于维持心肌细胞正常的功能活动。将柿子榨汁，用米汤或牛奶调服，对中风的防治，有确切的效果。柿霜中所含甘露醇特别丰富，是糖尿病患者的理想甜味剂。所以，常吃柿子，有益于高血压病、冠心病、中风的防治。未成熟的的柿子可在胃酸的作用下形成不溶性硬块，称为胃柿石。如果是胃溃疡患者，可引起胃出血，甚至胃穿孔。所以吃柿子时要注意，不要空腹吃，不要吃得过多，不熟的柿子不要吃。

(3)桃子：桃子是蔷薇科植物桃或山桃的成熟果实。味甘、酸，性温，入肝、大肠经，具有生津润肠、活血消积的功效。桃子中含有较多的有机酸，主要是苹果酸和柠檬酸，还含有较高的粗纤维，能促进消化液的分泌，增强胃肠蠕动。桃子含钾量超过钠 20 倍，对高血压伴有水肿的患者十分有益。有临床报道，用鲜桃去皮、核，每天早、晚各吃 1 个，对高血压病有辅助治疗作用。

(4)西瓜：西瓜又名水瓜，是葫芦科植物西瓜的果实。味甘，性凉，入心、胃、膀胱经，具有清热解暑、止渴利尿的功效。西瓜的果肉、汁、皮均可入药，中医称西瓜为“天然白虎汤”。白虎汤是一首中医方剂，是治疗大热，大汗出，大烦渴，脉洪大的气分热证及暑热证的著名方剂。西瓜不含脂肪，但几乎含有各种水溶性营养成分。西瓜所含的糖类有葡萄糖、果糖、蔗糖；氨基酸类有谷氨酸、精氨酸、瓜氨酸、蛋氨酸、丙氨酸等；维生素有 A、B、C 等。此外，还含有多种无机盐、有机酸及挥发性物质。食用西瓜，能快速补充体内水分和能量的不足，是一种天然的补液剂。在炎热的夏季，吃几块西瓜，能迅速补充体液，有助于机体组织器官的新陈代谢，利于代谢废物的排出。西瓜有降压的功效，高血压病患者，在西瓜应市期间，每天吃几块西瓜，或饮西瓜汁，坚持食用，有良好效果。其他季节，可到中药店买到西瓜翠衣和草决明，每日各 10 克，煎汤代茶，长期服用。

(5)桑椹：桑椹又名桑果、桑实、桑椹子、乌椹等，是桑科植物桑的果穗。味甘，性寒，入肝、肾经，具有补肝、益肾、熄风的功效。桑椹既是水果，又可入药。成熟的桑椹含有葡萄糖、蔗糖、有机酸、维生素 B_1、维生素 B_2、烟酸等。桑椹、桑皮、桑枝都具有利尿降压的功效。高血压病患者，常吃桑椹，或桑枝 30 克，煎汤饮用，长期服用，有益于防治高血压病的合并症。

4. **食用菌类和藻类**

(1)木耳:木耳又称黑木耳,是木耳科植物木耳的子实体。味甘,性平,入胃、大肠经,具有凉血止血、润燥化痰、益气补血的功效。木耳味道鲜美,营养丰富,被誉为“素中之荤”。木耳中蛋白质含量高而且容易被人体吸收,又含有 8 种人体必需氨基酸,这是其他蔬菜、水果都无法比的。木耳所含的维生素及钙、磷、钾、铁等无机盐含量很丰富,属高钾低钠食品。黑木耳中的胶质,能吸附滞留在胃肠道中的有害物质,起到清胃涤肠的作用。现代医学研究证实,黑木耳是一种天然的抗凝剂,能抑制血小板的聚集,有防治冠心病和中风的作用。黑木耳能抑制血脂的上升,阻止心肌、肝、主动脉组织中的脂质沉积,可明显减轻或延缓动脉粥样硬化的形成。研究人员认为,黑木耳的降血脂和抗动脉粥样硬化的作用,和它所含的粗纤维和亚油酸有关。黑木耳中的腺嘌呤核苷,具有抑制血小板聚集的作用。因此,黑木耳是高血压病、冠心病、高脂血症的保健食品。高血压伴有中风先兆的人,每晚吃一碗冰糖炖木耳或黑木耳炒豆腐能预防中风的发生。

(2)银耳:银耳是银耳科植物银耳的子实体。味甘、淡,性凉,入肺、胃、肾经,具有滋阴润肺、益胃生津的功效。银耳是一种食用菌,被誉为“菌中之冠”、“菌中明珠”。它既是一种名贵的营养滋补食品,又是一味扶正固本的良药。银耳还含有大量蛋白质、糖类、维生素和无机盐。所含的蛋白质中有 16 种氨基酸和大量的脱氧核糖核酸。银耳中含多种多糖类物质。现代药理研究表明,银耳所含的银耳多糖等成分能增强机体免疫功能,抑制肿瘤生长;还能提高肝脏的解毒能力,促进肝脏蛋白质与核酸的生成,并能改善肾脏功能。银耳多糖还能降低血清胆固醇、三酰甘油,对高血压病、动脉粥样硬化、高脂血症等均有良好疗效。

(3)海带:海带是海带科植物海带的叶状体,或大叶藻科植物大叶藻的全草。味咸,性寒,入肝、脾经,具有软坚、利水、止血的功效。每百克海带中含蛋白质8克,胡萝卜素0.57毫克,还含有较高的B族维生素。海带最突出的特点是富含碘、钙、铁,每百克海带中含碘高达300毫克~700毫克。海带中的碘能纠正因缺碘而引起的甲状腺肿大,还能预防乳腺癌。每百克海带中含钙1177毫克,铁150毫克,钴22毫克,超过了一般蔬菜中的含量。我国民间早就有海带可以降压的说法。日本学者也发现,海带中有一种叫做褐藻氨酸的氨基酸,其含量虽少,但它的降压效果却很明显。将海带浸泡在温水中,再将浓缩的水给高血压患者喝,结果患者的血压明显下降。海带中所含的甘露醇,有利尿、降压、降低血液粘稠度的功效。海带中的多糖类物质,能降低血液中胆固醇和三酰甘油的含量,还有抗凝作用,能预防血栓的形成。患有高血压病、高脂血症、冠心病、肥胖病的人应多食海带。海带中的碘和甘露醇等物质易溶于水,长时间浸泡会大量丢失。所以,食用海带时只需将其表面的泥土洗净即可,不宜在水中久泡,或者将泡过的水滤净后与海带一起食用。

(4)紫菜:紫菜是红毛菜科植物甘紫菜的叶状体。味甘、咸,性寒,入肺经,具有化痰软坚、清热利尿的功效。紫菜含碘量非常高,可治疗甲状腺肿大。紫菜中含有降低血清胆固醇的物质,其作用机制,可能是与阻碍胆固醇在肠道的吸收有关。紫菜中的红藻素可防止血栓形成。紫菜中还含有藻朊酸钠和锗,可促进镉等有害物质的排出,有助于高血压病的防治。

5. 水产类

(1)海蜇:海蜇又名海母,是海蜇科动物海蜇的口腕部。味咸，性寒，入肝、肾经，具有化痰软坚、平肝解毒、润肠通便的功效。海蜇中除一般营养物质外，还含有烟酸、胆碱等，有类似乙酰胆碱样的作用，能扩张血管，降低血压。海蜇中的甘露多糖等胶质，能防治动脉硬化。高血压患者长期服食，能使病情稳定。

(2)海参：海参是刺参科动物刺参或其他种海参的全体。味咸，性温，入肝、肾经，具有补肾益精、养血润燥、止血消炎的功效。海参生活在海底，经常吃淤泥中的有机物，体内富含钒。钒是人体所需的微量元素之一，参与脂肪代谢，能降低血脂。海参还有降压作用，是防治心血管疾病的有益食品。

(3)淡菜：淡菜是贻贝科动物厚壳贻贝或其他贻贝类的贝肉。味甘、咸，性温，入肝、肾经，具有补肝肾、益精血、消瘿瘤的功效。淡菜除富含蛋白质外，磷、钙、铁及维生素 B_1、B_2、B_{12} 等含量也很高。淡菜能降压，因为它不像其他海产品那样咸，所以很适合高血压患者食用。淡菜配上陈皮或松花蛋，都是治疗高血压病的食疗方。淡菜所含的不饱和脂肪酸，尤其是二十碳四烯酸较高。这种脂肪酸是一种“必需脂肪酸”，体内不能合成，必须由食物供给，有降低胆固醇的作用。

(4)牡蛎：牡蛎是牡蛎科动物近海牡蛎等的肉。味甘、咸，性平，入肝、肾经，具有滋阴养血、软坚化痰的功效。牡蛎提取物有明显的抑制血小板聚集的作用，能降低高脂血症患者的血脂水平。牡蛎含丰富而优质的氨基酸、牛磺酸、无机盐，特别是锌(9.39 毫克/100 克)、硒含量很高。药理实验证明，常食牡蛎肉，可提高机体的锌/镉比值，有利于防治高血压病及脑血管病。

（三）食 疗 方

1. 玉米须茶

配方：玉米须 30 克～60 克。

制作：加水煎汤，或沸水冲泡。

服法：每日分数次服完。可长期饮用。

功用：利尿降压。

适用证型：高血压病各证型均适用，伴水肿者最适宜。

2. 罗布麻茶

配方：干罗布麻叶 6 克。

制作：罗布麻叶放入茶壶内，沸水冲泡。

服法：代茶饮用，每日 2 次，连服 2 周。

功效：清肝利尿。

适用证型：适用于高血压病肝火上炎证。

3. 醋花生

配方：带红皮花生米、食醋各适量。

制作：将花生米放入醋中，浸泡 1 周。

服法：每日食用 10 粒，不拘时间。

功效：健脾利湿，清热活血。

适用证型：适用于高血压病痰浊中阻证。

4. 山楂雪梨羹

配方：山楂 500 克，白糖 100 克，雪梨、藕各适量。

制作：将山楂洗净，去蒂及子，加水煮 15 分钟，用勺将山楂碾压成糊状，再将雪梨和藕切碎，与白糖一起放入即成。

服法：每日随意服食。

功效：平肝潜阳，消食和胃。

适用证型:适用于高血压病肝阳上亢证。

5.**双耳汤**

配方:黑木耳、白木耳各10克,冰糖适量。

制作:将黑、白木耳用温水泡发并洗净,放入碗中,加适量水和冰糖,上锅蒸1小时左右。

服法:吃木耳,喝汤。

功效:补肾润肺,降压降脂。

适用证型:适用于高血压病肝肾阴虚或阴虚阳亢证。

6.**山楂菊花饮**

配方:山楂、菊花各10克。

制作:用开水冲泡即可。

服法:每日分数次代茶饮。

功效;清热平肝,降压降脂。

适用证型:适用于高血压病肝火上炎或肝阳上亢证。

7.**石决明粥**

配方:石决明30克,粳米100克。

制作:将石决明打碎,放入沙锅内,加水煎煮1小时,去渣取汁,加入洗净的粳米,再加水煮粥。

服法:每日分2次服用。

功效:平肝潜阳,清热明目。

适用证型:适用于高血压病肝阳上亢证。

8.**石菖蒲粥**

配方:石菖蒲45克,粳米50克,冰糖适量。

制作:先将粳米加水煮粥,将熟时调入石菖蒲,加冰糖调味。

服法:每日2次服食。

功效:化痰开窍,和中开胃。

适用证型:适用于高血压病痰浊中阻证。

9. **冬瓜鲩鱼汤**

配方:冬瓜 300 克,鲩鱼尾段 200 克。

制作:先将鲩鱼用油煎至金黄色,再与冬瓜一起加水煲3～4小时,加食盐少许。

服法:吃鱼肉,喝汤。

功效:平肝潜阳,祛风清热。

适用证型:适用于高血压病肝阳上亢证。

10. **冰糖炖海参**

配方:海参 30 克,冰糖适量。

制作:海参加水炖熟,再加入冰糖,待冰糖融化后即成。

服法:每日清晨空腹服用。

功效:滋阴补肾,养血润燥。

适用证型:适用于高血压病肝肾阴虚证。

11. **杜仲茶**

配方:杜仲叶、绿茶各 6 克。

制作:用开水冲泡,加盖闷 5 分钟即可。

服法:每日分多次饮用。

功效:滋补肝肾,清热利尿,降低血压。

适用证型:适用于高血压病肝肾阴虚或阴虚阳亢证。

12. **杞豆汤**

配方:黑大豆、枸杞子各 12 克。

制作:将黑大豆洗净,放入沙锅内,加水适量,煨炖至豆熟后加入枸杞子,继续炖至豆烂熟。

服法:每日晚服食,连服 2 周。

功效:滋肾养肝。

适用证型：适用于高血压病肝肾阴虚证。

13. **麦地水鱼汤**

配方：水鱼（甲鱼）500 克，麦冬、熟地各 10 克，黄酒、葱、姜、盐各适量。

制作：甲鱼去内脏，洗净，加入麦冬、熟地、葱、姜、盐、酒，清蒸至烂熟即成。

服法：吃甲鱼，喝汤。

功效：滋肾养阴。

适用证型：适用于高血压病肝肾阴虚证。

14. **桑椹粥**

配方：干桑椹 40 克，粳米 100 克。

制作：桑椹烘干后研粉备用。粳米淘净，放入沙锅，加水煮粥，将熟时调入桑椹粉，拌匀后用小火煨煮 15 分钟即成。

服法：每日分 2 次服用。

功效：滋阴养血，补益肝肾。

适用证型：适用于高血压病肝肾阴虚证。

15. **白木耳粥**

配方：白木耳、大枣、桑叶（布包）各 10 克，粳米 50 克。

制作：一同加水煮粥。

服法：食木耳，喝粥。

功效：清肝明目，滋阴养血。

适用证型：适用于高血压病阴虚阳亢或肝阳上亢证。

16. **奶油白菜**

配方：鲜牛奶 30 克，大白菜 150 克，盐、油、味精、淀粉各适量。

制作：白菜洗净切段，倒入油锅中，加水烧至将烂时，加入盐和味精；再将淀粉用水调匀，加入牛奶混匀，倒在白菜上成为乳白色汁液，烧开即成。

服法：佐餐食用。

功效：清热生津，化痰降火，补虚润肺，润肠通便。

适用证型：适用于高血压病肝火上炎或痰浊中阻证。

17. **鸡丝烩豌豆**

配方：鸡丝 60 克，嫩豌豆 90 克，淀粉、料酒、葱、姜、油、盐、味精各适量。

制作：先将鸡肉切丝，用料酒、葱、姜、盐调汁浸好；淀粉加水调汁待用；再将豌豆倒入油锅略炒，倒入鸡丝，急炒几下，加适量水，然后加淀粉汁，烩熟。

服法：佐餐食用。

功效：养血益气，利尿降压。

适用证型：适用于高血压病气血不足证。

18. **菠菜粥**

配方：菠菜 100 克，粳米 60 克。

制作：菠菜洗净，焯后切碎；粳米加水煮粥，将菠菜放入拌匀，再煮沸即可。

服法：每日 1 次，早晨空腹服食。

功效：清热和中，润燥滑肠。

适用证型：高血压病各证型均适用，特别是伴有便秘者。

19. **鲜茼蒿汁**

配方：鲜茼蒿 300 克。

制作：鲜茼蒿切碎，捣烂取汁。

服法：温开水冲服，每日 2 次。

功效：消痰饮，化食积，降血压。

适用证型：适用于高血压病痰浊中阻证。

20. **鸡蛋冰糖银耳汤**

配方：银耳 6 克，鸡蛋 2 个，冰糖适量。

制作：银耳煮熟；鸡蛋加水调匀，与冰糖水一同煮沸，去沫，与银耳调匀。

服法：每日 1 次服食。

功效：滋阴养血，润肺生津。

适用证型：适用于高血压病肝肾阴虚证。

21. **蚕豆皮冬瓜皮汤**

配方：蚕豆皮 20 克，冬瓜皮 50 克。

制作：将蚕豆皮、冬瓜皮洗净，加水煮汤。

服法：每日分 2 次饮用。

功效：健脾除湿，利水降压。

适用证型：适用于高血压病痰浊中阻证。

22. **松花淡菜粥**

配方：松花蛋 1 个，淡菜 30 克，粳米 60 克，盐和味精少许。

制作：将淡菜洗净后切成末；松花蛋切成小丁块；粳米淘净，与淡菜、松花蛋同放入锅内，加水煮粥，粥熟后加少许盐和味精调味。

服法：每日 1 次食用。

功效：滋阴养血，降火除烦。

适用证型：适用于高血压病阴虚阳亢证。

23. **拍小红萝卜**

配方：小红萝卜 30 克，酱油、香油、醋各适量。

制作：将小红萝卜洗净，用刀拍碎，装入碗中，将酱油、香油、醋调好倒入即可。

服法：随意食用。

功效:清热凉血,消食下气,利尿降压。

适用证型:适用于高血压病肝火上炎证。

24. **泽泻白术粥**

配方:泽泻 10 克,白术 12 克,粳米 50 克。

制作:将泽泻、白术同入沙锅,加水煎煮,去渣取汁,与粳米同煮成粥。

服法:每日早、晚分 2 次服用,连服 1 周。

功效:利湿涤痰。

适用证型:适用于高血压病痰浊中阻证。

25. **珍珠母粥**

配方:珍珠母、生牡蛎各 30 克,粳米 100 克。

制作:将珍珠母、生牡蛎放入沙锅,加水煎汤,去渣取汁,加入粳米煮粥。

服法:每日分 2 次食用。

功效:潜镇肝阳,滋阴清热,祛风。

适用证型:适用于高血压病阴虚阳亢证。

26. **枸杞子粥**

配方:枸杞子 20 克,粳米 50 克,白糖适量。

制作:枸杞子与粳米一同煮粥,熟后调入白糖。

服法:每日早、晚食用。

功效:补肾益精,养肝明目。

适用证型:适用于高血压病肝肾阴虚证。

27. **柿饼汤**

配方:柿饼 10 个。

制作:柿饼加水煎汤。

服法:每日分多次饮用。

功效:养阴润燥,和中补虚,降压。

适用证型:高血压病各证型均适用。

28. **柠檬马蹄汤**

配方:柠檬 1 个,马蹄 10 个。

制作:将柠檬和马蹄切片,加水煎汤。

服法:随意食用。

功效:清热降火,化痰消积,生津止渴,降压。

适用证型:适用于高血压病肝火上炎证。

29. **玉米须西瓜皮煲香蕉**

配方:玉米须 30 克,西瓜皮 200 克,香蕉 2 只。

制作:一同加水煮汤,加冰糖适量调味。

服法:每日分 2 次服食。

功效:清热平肝,利尿降压。

适用证型:适用于高血压病肝火上炎或肝阳上亢证。

30. **龙茶散**

配方:绿茶 50 克,龙胆草 30 克。

制作:将绿茶与龙胆草共研细末。

服法:每次 3 克,温水冲泡,每日 2 次饮服。

功效:清肝泻火。

适用证型:适用于高血压病肝火上炎证。

31. **荸荠海蜇皮汤**

配方:荸荠 250 克,海蜇皮 100 克。

制作:将海蜇皮洗净;荸荠洗净后去皮切片,同海蜇皮共入锅中,加水适量炖汤。

服法:每日分 2 次服完。

功效:滋阴降火,化痰,降压降脂。

适用证型:适用于高血压病阴虚阳亢证。

32. **夏枯草芹菜汤**

配方：夏枯草10克，鲜芹菜50克，白糖适量。

制作：夏枯草、芹菜加水煮汤。

服法：取汤液加白糖饮用。

功效：清肝火，降血压，散瘀结。

适用证型：适用于高血压病肝火上炎证。

33. **罗布麻鸭块**

配方：罗布麻10克，鸭1只。

制作：鸭去内脏，切块；将罗布麻放入紫沙汽锅中，上面放鸭块，加适量葱、姜、盐、酒，入蒸笼蒸至熟烂即可。

服法：吃肉，喝汤。

功效：滋阴清热，平肝降压。

适用证型：适用于高血压病肝阳上亢或阴虚阳亢证。

34. **半夏白术天麻猪肉汤**

配方：半夏、白术、天麻各10克，瘦猪肉60克，调味品适量。

制作：将半夏、白术、天麻加水煎汤，去渣取药汁，入瘦猪肉，煮熟调味。

服法：每日1次，连服5日。

功效：化痰降浊，和中补虚。

适用证型：适用于高血压病痰浊中阻证。

35. **枸杞桑菊决明茶**

配方：桑叶、干菊花、炒决明子各5克，枸杞子10克。

制作：以上药物放入杯中，开水冲泡15分钟即可。

服法：每日多次饮用。

功效：清肝明目，养血滋阴。

适用证型：适用于高血压病阴虚阳亢证。

36. **茼蒿蛋白汤**

配方:茼蒿 250 克,鸡蛋 3 个。

制作:将茼蒿切碎,加水煮汤,将熟时加入鸡蛋白煮片刻,用油、盐调味。

服法:佐餐食用。

功效:清热化痰,消食导滞。

适用证型:适用于高血压病痰浊中阻证。

37. **菊苗粥**

配方:甘菊新鲜嫩芽或幼苗 30 克,粳米 50 克,冰糖适量。

制作:菊苗洗净切碎,加水煎煮 20 分钟,倒出药液,弃去药渣;粳米淘净放锅中,加药液和水,武火烧沸后改用文火慢慢熬煮,粥将煮成时加入冰糖即可。

服法:每日早、晚服用。

功效:疏风清热,平肝明目,降低血压。

适用证型:适用于高血压病肝火上炎或肝阳上亢证。

38. **黄芪当归莲子粥**

配方:黄芪、当归各 10 克,莲子 15 克,粳米 50 克。

制作:黄芪、当归加水煎煮,去渣取汁;粳米淘净,加入药液和莲子,煮熟后加适量白糖即可。

服法:每日早、晚服食。

功效:益气养血。

适用证型:适用于高血压病气血不足证。

39. **桑芽粥**

配方:桑树初生细芽 10 克,粳米 50 克。

制作:加水一同煮粥。

服法:每日晨起空腹服食。

功效:清热平肝明目。

适用证型:适用于高血压病肝火上炎或肝阳上亢证。

40.鸭肉海参汤

配方:鸭肉150克,海参30克。

制作:鸭肉洗净,切片;海参水发后切片。2味加水共煮汤,鸭肉熟即可。

服法:喝汤,食肉和海参。

功效:滋阴补肾。

适用证型:适用于高血压病肝肾阴虚证。

41.党参红枣粥

配方:党参10克,红枣10枚,粳米60克。

制作:党参加水煎煮,水沸后文火煮30分钟,捞出党参,加入粳米和红枣,煮熟即可。

服法:每日食1次。

功效:益气养血。

适用证型:适用于高血压病气血不足证。

42.桑寄生煲鸡蛋

配方:桑寄生20克,鸡蛋2个。

制作:加水同煮,鸡蛋熟后剥去蛋壳再煨片刻。

服法:吃蛋,饮汤。

功效:滋肾补肝,养血祛风。

适用证型:适用于高血压病肝肾阴虚证。

43.三宝茶

配方:普洱茶、菊花、罗汉果各等份。

制作:上3味共研细末,用纱布袋分装,每袋约20克。

服法:每次取1袋,用沸水冲泡饮服。

功效:清热平肝,降压降脂。

适用证型:适用于高血压病肝阳上亢证。

44. **葵花叶汤**

配方:鲜葵花叶 50 克。

制作:加水煎汤。

服法:每日早、晚各服 1 次。

功效:清热平肝降压。

适用证型:适用于高血压病肝阳上亢证。

45. **桑椹柚皮瘦肉汤**

配方:桑椹 10 克,柚皮 30 克,猪瘦肉 100 克。

制作:将柚皮去掉外层硬皮,晒干后与桑椹和瘦肉一同加水煲汤。

服法:喝汤,吃肉。

功效:滋补肝肾,清热明目。

适用证型:适用于高血压病肝肾阴虚或阴虚阳亢证。

46. **葡萄芹菜汁降压汤**

配方:葡萄汁、芹菜汁各 1 小盅。

制作:混合后加温开水。

服法:每日 2 次饮用。

功效:平肝清热,利水,降压降脂。

适用证型:适用于高血压病肝火上炎或肝阳上亢证。

47. **水果降压粥**

配方:梨、苹果各 1 个、香蕉 1 只,粳米 50 克。

制作:将水果去皮切块。粳米淘净,加水煮粥,半熟时加入梨和苹果,粥将熟时加香蕉,再煮片刻即可。

服法:每日 1 次,可长期服食。

功效:养阴生津,清热化痰,润肠通便。

适用证型:适用于高血压病肝火上炎或阴虚阳亢证。

48. **黄芪猪脑汤**

配方：黄芪 30 克，猪脑 1 个。

制作：黄芪加水煎煮，去渣取汁，同猪脑共炖熟。

服法：调味服食，每日 1 剂。

功效：益气补脑。

适用证型：适用于高血压病气血不足证。

49. **海带汤**

配方：干海带 20 克。

制作：将海带洗净，切丝，上锅蒸软，再加水煮汤。

服法：每日 1 剂，连服 1 周。

功效：清热化痰，软坚散结，利水消肿。

适用证型：适用于高血压病痰浊中阻或肝火上炎证。

50. **桑椹冰糖汤**

配方：鲜桑椹 50 克，冰糖适量。

制作：桑椹加水煎汤，入冰糖饮用。

服法：每日服用 1 剂。

功效：补益肝肾，宁心安神。

适用证型：适用于高血压病肝肾阴虚证。

51. **二菜汤**

配方：淡菜 20 克，荠菜 40 克。

制作：淡菜洗净泡发；荠菜洗净，切碎。淡菜先加水煎煮约 30 分钟，再放入荠菜，水沸即可。

服法：每日服食 1 次。

功效：滋阴清热，平肝潜阳。

适用证型：适用于高血压病阴虚阳亢证。

52. **莲子心茶**

配方：莲子心、茶叶各 5 克。

制作：上 2 味一同放杯中，用沸水冲泡。

服法：代茶饮用。

功效：清心平肝。

适用证型：适用于高血压病肝火上炎证。

53. **天麻钩藤粥**

配方：天麻、钩藤、杜仲、黄芩各 10 克，桑寄生 20 克，夜交藤、益母草各 15 克，生石决明（先煎）30 克，粳米 100 克。

制作：以上药物加水煎煮 20 分钟，去渣取汁，加入洗净的粳米煮粥，待粥成时加白糖少量，调匀即可。

服法：每日早、晚 2 次服用。

功效：平肝熄风，滋阴清热。

适用证型：适用于高血压病肝阳上亢证。

54. **菊花乌龙茶**

配方：杭菊花 10 克，乌龙茶 3 克。

制作：沸水冲泡。

服法：每日分多次饮用。

功效：清热平肝明目。

适用证型：适用于高血压病肝阳上亢证。

55. **葛根粉粥**

配方：葛根粉 30 克，粳米 50 克。

制作：粳米洗净浸泡数小时，与葛根粉一同放入沙锅内，加水 500 毫升，用文火煮至米开粥成即可。

服法：每日服食 1 次。

功效：清热除烦，生津止渴，平肝降压。

适用证型：适用于高血压病肝阳上亢证。

56. **天麻橘皮茶**

配方：天麻 10 克，鲜橘皮 20 克。

制作：加水同煎。

服法：代茶饮用。

功效：平肝潜阳，健脾化痰，理气和中。

适用证型：适用于高血压病肝阳上亢或痰浊中阻证。

57. **素拌茄泥**

配方：茄子 250 克，芝麻酱 10 克，麻油 5 克，蒜泥、酱油、味精、盐各适量。

制作：将茄子洗净，削皮，切成两半，盛在盘子里上蒸笼蒸烂，待凉透后加入蒜泥、酱油、麻油、盐和味精，拌匀即可。

服法：佐餐食用。

功效：清热消肿利尿。

适用证型：适用于高血压病肝火上炎证。

58. **大白萝卜汁**

配方：大白萝卜适量。

制作：大白萝卜洗净，切碎绞汁。

服法：每次服 20 毫升，每日 2 次。

功效：化痰热，消食积，散瘀血。

适用证型：适用于高血压病痰浊中阻证。

59. **猪胆绿豆粉**

配方：猪胆汁 120 克，绿豆粉 60 克。

制作：将猪胆汁与绿豆粉混合均匀，晾干研末。

服法：每次 6 克，开水送服，每日 2 次。

功效：清肝泻火。

适用证型：适用于高血压病肝火上炎证。

60. **榛仁杞子粥**

配方：榛子仁 30 克，枸杞子 15 克，粳米 50 克。

制作：将榛子仁捣碎，与枸杞子一同煎煮，取汁加入粳米煮粥。

服法:空腹食用。

功效:益肾养肝,明目。

适用证型:适用于高血压病肝肾阴虚证。

61. **芹菜西瓜皮粥**

配方:新鲜芹菜、西瓜皮各 100 克,粳米 50 克。

制作:将芹菜和西瓜皮洗净,切碎,和淘净的粳米一同放入沙锅内,加水适量,同煮成粥。

服法:每日早、晚各服 1 次,可长期食用。

功效:清热平肝,利尿除湿,降压。

适用证型:适用于高血压病肝阳上亢证。

62. **车前草粥**

配方:新鲜车前草、粳米各 60 克。

制作:将车前草去根洗净,切碎,加水煎煮 20～30 分钟,去渣取汁,加入粳米煮粥。

服法:每日晨起空腹服用。

功效:清热利湿,化痰,明目。

适用证型:适用于高血压病痰浊中阻或肝火上炎证。

63. **紫菜马蹄汤**

配方:紫菜 1 块,马蹄 10 个。

制作:将紫菜泡软;马蹄去皮,切片,一同放锅中,加水适量,煮熟即可。

服法:加盐少许或味精调味服用,每日 1 次。

功效:清肝降火,化痰,利水消肿。

适用证型:适用于高血压病肝阳上亢证。

64. **麻油拌菠菜**

配方:菠菜 200 克,麻油、盐各适量。

制作:将菠菜洗净,放沸水中煮几分钟,用麻油和盐拌匀即可。

服法:每日佐餐食用。

功效:清热泻火,养血润燥,调中通便。

适用证型:适用于高血压病肝火上炎证。

65. **丝瓜冬瓜饮**

配方:嫩丝瓜 2 条,冬瓜 100 克,蜂蜜适量。

制作:将丝瓜和冬瓜洗净,切碎,用纱布绞汁,加少量蜂蜜。

服法:每日服用 1 次,连服 1 周。

功效:清热化痰,凉血解毒,利水消肿。

适用证型:适用于高血压病肝火上炎或痰浊中阻证。

66. **菊花粥**

配方:菊花末 10 克,粳米 50 克。

制作:秋季霜降前,菊花采摘后去蒂,烘干或蒸后晒干,磨粉备用。将粳米加水煮粥,待粥熟后调入菊花末,再煮沸即可。

服法:每日早、晚温热服用。

功效:疏散风热,清肝火,降血压。

适用证型:适用于高血压病肝火上炎或肝阳上亢证。

67. **天麻炖甲鱼**

配方:甲鱼 1 只,天麻 10 克,葱、姜、蒜、黄酒、食盐各适量。

制作:将甲鱼宰杀,沸水稍烫后刮去泥膜,挖净体内黄油,用甲鱼胆在背壳上涂 1 周,置器皿中腹盖向上,天麻片、葱、姜覆盖其上,加黄酒适量,隔水炖 2 小时。

服法:佐餐食用。

功效:滋肾养肝,平肝潜阳,活血散瘀。

适用证型：适用于高血压病肝阳上亢或阴虚阳亢证。

68. **桑椹膏**

配方：鲜桑椹 1000 克，蜂蜜 300 克。

制作：桑椹洗净，加水煎煮，每隔半小时取汁 1 次，再加水煎煮，将 2 次的煎液合并，用小火熬浓，至稠粘时，调入蜂蜜，再煮沸，冷却后装瓶备用。

服法：每次 15 毫升，每日 2 次，用沸水冲饮。

功效：滋补肝肾，聪耳明目。

适用证型：适用于高血压病肝肾阴虚证。

69. **大小蓟饮**

配方：大蓟、小蓟草各 10 克。

制作：大蓟、小蓟草共置杯中，加沸水冲泡。

服法：每日服 1 剂，连用 1 周。

功效：清热泻火解毒，凉血止血。

适用证型：适用于高血压病肝火上炎或肝阳上亢证。

70. **海带天麻降压茶**

配方：海带 20 克，天麻 10 克，茶叶 5 克。

制作：将海带切丝，与天麻、茶叶一同放入杯中，加水冲泡。

服法：每日 1 剂，分多次饮用。

功效：清热利水，平肝熄风，降压。

适用证型：适用于高血压病肝阳上亢证。

71. **菊花肉片**

配方：鲜菊花瓣 10 克，瘦猪肉 60 克，鸡蛋 1 个，葱、姜、盐、料酒、味精、淀粉各适量。

制作：菊花瓣洗净；猪肉洗净，切片；将鸡蛋打入碗中，加入料酒、盐和淀粉，调成糊状；然后加入肉片拌匀，将肉片入油锅炸熟后盛出。锅内留少许油，将葱、姜拌炒片刻，加熟肉片和菊花瓣，翻炒均匀，用味精调味稍炒即可。

服法：佐餐食用。

功效：清热祛风，平肝明目。

适用证型：适用于高血压病肝火上炎及肝阳上亢证。

72. **芹菜汁**

配方：新鲜芹菜 200 克。

制作：将芹菜洗净，放沸水中烫数分钟，捞出，切碎绞汁。

服法：每日分 2 次服用。

功效：清热利湿，平肝凉血，降压降脂。

适用证型：适用于高血压病肝阳上亢或痰浊中阻证。

73. **冬瓜青鱼汤**

配方：冬瓜 200 克，青鱼 100 克，油、盐各适量。

制作：先将青鱼洗净，切块，放入油锅中炸至金黄色，再放入冬瓜，加水煮汤，放入油、盐调味。

服法：佐餐食用。

功效：清热解毒，利水消肿。

适用证型：适用于高血压病肝火上炎证。

74. **荠菜牡蛎汤**

配方：荠菜 100 克，牡蛎肉 40 克。

制作：将荠菜洗净，切碎，与牡蛎肉一同加水煮汤。

服法：喝汤，吃菜和牡蛎肉。

功效：敛阴潜阳，明目降压，化痰软坚。

适用证型：适用于高血压病肝阳上亢或阴虚阳亢证。

75. **海带薏米粥**

配方：海带 20 克，薏米 30 克，粳米 60 克。

制作：将海带洗净，切碎，薏米和粳米淘净。将海带与薏米、粳米一同放入锅中加水煮粥，用盐和味精调味。

服法：每日佐餐食用。

功效：清热利水，祛湿健脾，降压降脂。

适用证型：适用于高血压病痰浊中阻或肝火上炎证。

76. **枸杞菊花茶**

配方：枸杞子、白菊花各 10 克，绿茶 3 克。

制作：将枸杞子、白菊花与茶叶一起放杯中，加沸水冲泡，盖闷 10 分钟。

服法：每日 1 剂，分多次饮用。

功效：滋阴平肝明目。

适用证型：适用于高血压病阴虚阳亢证。

77. **清脑羹**

配方：银耳、杜仲各 50 克，冰糖适量。

制作：先将杜仲煎煮 2 次，去渣取汁，下银耳炖煮至熟烂，调入冰糖即成。

服法：每日 1 次，吃银耳，喝汤。

功效：滋阴补肾，清脑降压。

适用证型：适用于高血压病肝肾阴虚或阴虚阳亢证。

78. **生地玄参粥**

配方：生地 30 克，玄参、夏枯草各 10 克，酸枣仁 15 克，红枣 3 枚，粳米 60 克。

制作：将药物同入沙锅，加水 6 杯，用文火煮至水剩一半时，去掉药渣，取药汁加入粳米煮粥，粥熟后加少量冰糖调味即可。

服法：每日早、晚服食。

功效：滋阴潜阳，柔肝降压。

适用证型：适用于高血压病阴虚阳亢证。

79. **车前决明粥**

配方:车前子 20 克,决明子 10 克,粳米 60 克。

制作:将车前子、决明子用水浸泡 20 分钟,放火上煎煮 20 分钟,去掉药渣,加入粳米煮粥。

服法:每日 1 次服用。

功效:清肝利湿明目。

适用证型:适用于高血压病肝火上炎证。

80. **桑竹饮**

配方:嫩桑叶 6 克,竹叶 10 克,绿茶 3 克。

制作:将以上 3 味放入茶壶,倒入开水冲泡,稍晾凉。

服法:分多次饮用,每日 1 剂。

功效:清肝热,泻心火。

适用证型:适用于高血压病肝火上炎证。

81. **夏枯草煲猪肉**

配方:夏枯草 15 克,瘦猪肉 50 克。

制作:将瘦猪肉切片,与夏枯草一同用文火煲汤。

服法:吃肉,喝汤,每日 1 次。

功效:清肝火,散瘀结,补虚损,降血压。

适用证型:适用于高血压病肝火上炎证。

82. **蜂蜜芝麻糊**

配方:蜂蜜 30 克,黑芝麻 25 克。

制作:将黑芝麻炒熟,捣烂如泥,对入蜂蜜,用热开水冲调。

服法:每日分 2 次服用。

功效:补中益气,养血润燥,明目降压。

适用证型:适用于高血压病气血不足证。

83. **梧桐饮**

配方:梧桐树嫩叶 30 克。

制作:加水煎汤,代茶频饮。

服法:每日 1 剂,连服 10 日。

功效:平肝明目,镇静降压。

适用证型:适用于高血压病肝阳上亢证。

84. **二豆粥**

配方:赤小豆 30 克,绿豆 20 克,粳米 50 克。

制作:将赤小豆、绿豆与淘净的粳米一同加水煮粥。

服法:每日早、晚服用。

功效:清肝明目,利水除湿,消肿降压。

适用证型:适用于高血压病肝火上炎证。

85. **瓜茄饮**

配方:西瓜半个,西红柿 2 个,白糖适量。

制作:将西瓜去皮、籽,用纱布绞汁;西红柿用开水烫一下,剥掉皮,用纱布绞汁;合并两种汁液,加白糖混匀。

服法:每日分多次代茶饮用。

功效:清热止渴,凉血平肝。

适用证型:适用于高血压病肝火上炎或肝阳上亢证。

86. **益寿饮**

配方:罗布麻叶 3 克,枸杞子 6 克,黄精 9 克。

制作:将罗布麻与枸杞子、黄精共置杯中,加沸水冲泡。

服法:代茶频饮,每日 2 次。

功效:清热利尿,滋肾平肝。

适用证型:适用于高血压病肝阳上亢或阴虚阳亢证。

87. **驴肉汤**

配方:黑驴肉 500 克,豆豉、黄酒、食盐各适量。

制作:将驴肉洗净切块,放锅中,加豆豉、黄酒、食盐和清水,用旺火烧沸后改用小火煮至熟烂即可。

服法:适量佐餐食用。

功效:补血益气。

适用证型:适用于高血压病气血不足证。

88. **栀子茶**

配方:栀子 10 克,绿茶 3 克～5 克。

制作:上 2 味一同放杯中,加沸水冲泡。

服法:代茶饮用,每日 1 剂。

功效:泻火清肝,凉血降压。

适用证型:适用于高血压病肝火上炎证。

89. **松花粉酒**

配方:马尾松的雄花花粉 5 克,白酒适量。

制作:将松花粉装入布袋,浸入酒中。

服法:每次饮用 10 毫升,每日 2 次。

功效:平肝祛风,养血通络。

适用证型:适用于高血压病肝阳上亢证。

90. **枸杞杜仲茶**

配方:枸杞子、绿茶各 6 克,杜仲 10 克。

制作:将杜仲和茶叶研粗末,混匀,用滤泡纸装成 2 袋。每次取 1 袋,与枸杞子一同放杯中,加沸水冲泡。

服法:每日 2 次,温服。

功效:补肝肾,强筋骨,明目,降压。

适用证型:适用于高血压病肝肾阴虚证。

91. **决明海带藕汤**

配方:草决明 15 克,海带 10 克,生藕 20 克。

制作:草决明加水煎煮 20 分钟,去药渣,加海带和藕,共煮至熟。

服法:喝汤,吃海带和藕。每日 2 次,连服半月。

功效:育阴潜阳。

适用证型:适用于高血压病阴虚阳亢证。

三、高血压病合并冠心病的饮食调养

(一)冠心病与高血压病的关系

冠状动脉粥样硬化性心脏病(简称冠心病)的发生与高血压病密切相关。形成动脉粥样硬化的原因目前尚不完全清楚,概括地说,体内脂质代谢失调和血管壁的正常功能结构的破坏是发生动脉粥样硬化的主要原因。正常情况下,血浆中的营养成分由管腔通过管壁向外膜的淋巴管不断流动,动脉壁因此而获得营养和氧的供给。血液中的脂蛋白进入血管壁,经管壁的酶系统作用分解后,一部分被管壁细胞摄取和利用,另一部分通过管壁经外膜淋巴管运走。当血液中的脂质增多,进入管壁而不能被分解和消耗,就会发生滞留而沉着于管壁。如果动脉管壁的正常结构和功能被破坏,脂质就更容易渗入和沉积于动脉管壁中而难以清除,最终发展为动脉粥样硬化。引起动脉管壁正常结构和功能破坏的原因有很多,老年人的动脉内膜容易因纤维组织增生而变厚和变性。高血压患者血管内膜也常常发生变性,因而更易发生动脉粥样硬化。研究发现,我国男性收缩压在 18.7～21.1 千帕(140～159 毫米汞柱)者与在 16.0～17.4 千帕(120～130 毫米汞柱)者相比,冠心病的相对危险增加了 1.3 倍;有高血压病史的人发生心力衰竭的危险比没有高血压病史的人高 6 倍。因此,防治高血压对于降低冠心病发病率具有重要意义。

冠心病属中医“胸痹”的范畴。中医学认为，胸痹的发生，其本在于心、脾、肾的亏损，其标在于气滞、血瘀、痰浊、阴寒。高血压病合并冠心病的基本病理机制是体内阴阳失调日久，气滞血瘀或痰浊内阻，导致心络瘀阻。常见的证型有以下4种：

1. **胸阳痹阻证**

胸中闷痛，受寒后诱发或加重，心悸气短，眩晕头痛，重者胸痛彻背，喘息不能平卧，面色苍白，四肢厥冷，舌质淡，苔白，脉沉迟或弦滑。

2. **心脉瘀阻证**

头痛眩晕，胸部刺痛，痛处固定不移，心悸健忘，烦躁失眠，舌质紫暗，有瘀点或瘀斑，脉弦涩。

3. **痰浊内阻证**

胸部闷痛，形体肥胖，头重眩晕，呕恶痰涎，舌苔厚腻，脉弦滑。

4. **气阴两虚证**

胸痛气短，心悸自汗，眩晕乏力，失眠，舌质红，苔少，脉弦细无力或结代。

(二)食疗方

1. 山楂汤

配方：山楂50克，红糖适量。

制作：将山楂打碎，加水煎汤，加红糖调味。

服法：空腹时温服。

功效：活血化瘀。

适用证型：适用于高血压病并发冠心病心脉瘀阻证。

2. 羊肝大枣汤

配方：羊肝 200 克，大枣 15 克。

制作：羊肝切片，与大枣同煮。

服法：每日 1 次，温服。

功效：补心气，养心阴。

适用证型：适用于高血压病并发冠心病气阴两虚证。

3. 山楂扁豆韭菜汤

配方：山楂、韭菜各 30 克，白扁豆 20 克，红糖适量。

制作：将 3 味加水煎煮，熟后用红糖调味即可。

服法：每日 1 次。

功效：活血化瘀，宣痹通阳。

适用证型：适用于高血压病并发冠心病心脉瘀阻或胸阳痹阻证。

4. 丹参粥

配方：丹参 10 克，檀香、砂仁各 6 克，粳米 50 克，红糖适量。

制作：先将丹参、檀香、砂仁加水煎煮，去渣取汁。再将粳米煮粥，粥将熟时加入药汁和红糖，再稍煮即可。

服法：每日 2 次，早、晚温热服用。

功效：行气活血，化瘀止痛。

适用证型：适用于高血压病并发冠心病心脉瘀阻证。

5. 山楂益母茶

配方：山楂 30 克，益母草 10 克，茶叶 5 克。

制作：用沸水冲沏。

服法：代茶饮用。

功效：活血通脉。

适用证型:适用于高血压病并发冠心病心脉瘀阻证。

6.**牛奶大米饭**

配方:大米、牛奶各适量。

制作:将大米淘净,加水煮至半熟,加入牛奶,用文火慢慢焖熟。

服法:作主食每日食用。

功效:补气养心。

适用证型:适用于高血压病并发冠心病气阴两虚证。

7.**玉竹参枣粥**

配方:玉竹、党参各10克,大枣15克,大米50克。

制作:将玉竹、党参加水煎煮,去药渣,用药液添水加大米和大枣煮粥。

服法:每日2次服食。

功效:益气和中,养阴补血。

适用证型:适用于高血压病并发冠心病气阴两虚证。

8.**肉片炒扁豆**

配方:瘦猪肉30克,扁豆100克,油、盐、葱、姜、酱油、淀粉、料酒各适量。

制作:将猪肉切片,用酱油、淀粉、料酒调汁拌好。油热后先煸葱、姜,然后煸炒肉片,煸好后拨在一边,用剩余的油加盐煸扁豆,熟后与肉片混合,再加酱油,用旺火炒几下即可。

服法:每日佐餐食用。

功效:健脾和胃,益气养血。

适用证型:适用于高血压病并发冠心病气阴两虚证。

9.**山楂荷叶薏米汤**

配方:山楂、荷叶、薏米各50克,葱白30克。

制作:上4味一同加水煎汤。

服法:每日1剂,代茶频饮。

功效:宣痹通阳,活血化瘀,健脾祛湿。

适用证型:高血压病并发冠心病各证型均适用。

10. 灵芝三七饮

配方:三七粉3克,灵芝30克。

制作:灵芝加水,煎煮2次,用灵芝汤送服三七粉。

服法:每日1剂,分2次服用。

功效:活血通脉止痛。

适用证型:适用于高血压病并发冠心病心脉瘀阻证。

11. 茯苓赤豆粥

配方:茯苓15克,赤小豆20克,粳米60克。

制作:一同加水煮粥。

服法:每日晨起温服,连服1周。

功效:健脾化湿祛痰。

适用证型:适用于高血压病并发冠心病痰浊内阻证。

12. 桂圆银耳汤

配方:桂圆肉10克,银耳6克。

制作:将银耳泡开洗净,与桂圆肉一起加水煮熟,加少量冰糖。

服法:每日1次食用。

功效:益气补中,养阴生津。

适用证型:适用于高血压病并发冠心病气阴两虚证。

13. 瓜蒌薤白半夏粥

配方:瓜蒌15克,薤白、半夏各10克,粳米50克,白糖适量。

制作:将瓜蒌、薤白、半夏加水煎煮,去掉药渣,用药汁煮粥，加白糖调味。

服法：每日 2 次，温服。

功效：通阳散寒，行气化瘀。

适用证型：适用于高血压病并发冠心病胸阳痹阻证。

14. **山药大枣羹**

配方：山药 20 克，大枣 10 枚。

制作：将大枣去核，与山药一同加水煮熟为羹，再加适量白砂糖，搅匀即可。

服法：每日 1 次服食。

功效：健脾益肾，养血安神。

适用证型：适用于高血压病并发冠心病气阴两虚证。

15. **柿叶山楂茶**

配方：柿叶 10 克，山楂 12 克，茶叶 3 克。

制作：用沸水冲泡 15 分钟。

服法：每日 1 剂，分多次饮用。

功效：活血化瘀，清热平肝。

适用证型：适用于高血压病并发冠心病心脉瘀阻证。

16. **桃仁粥**

配方：桃仁 10 克（去皮），粳米 50 克，砂糖适量。

制作：将桃仁捣烂如泥，加水研汁，去渣，与粳米、砂糖同煮为粥。

服法：每日空腹服食，连用 1 周。

功效：活血祛瘀，止痛。

适用证型：适用于高血压病并发冠心病心脉瘀阻证。

17. **海参汤**

配方：海参 30 克，大枣 5 枚，冰糖适量。

制作：将海参炖烂后，加大枣、冰糖再炖 15～20 分钟即成。

服法:每日清晨空腹服食1次,疗程不限。

功效:益气养阴。

适用证型:适用于高血压病并发冠心病气阴两虚证。

18. **葱白薤白粥**

配方:葱白、薤白各15克,川芎6克,粳米60克。

制作:将川芎加水煎煮,去渣取汁,与葱白、薤白、粳米共煮粥。

服法:每日早、晚服食。

功效:宣痹通阳,理气活血。

适用证型:适用于高血压病并发冠心病胸阳痹阻证。

19. **猪心芭蕉花汤**

配方:猪心1个,芭蕉花250克。

制作:加水煎煮。

服法:吃猪心,喝汤。

功效:补心气,益心阴,通心脉。

适用证型:适用于高血压病并发冠心病气阴两虚证。

20. **橘红饮**

配方:橘红(橘皮的外层红色部分)15克,白糖适量。

制作:将橘红切丝,放入杯中,加沸水冲泡。

服法:每日1剂,代茶饮用。

功效:健脾温肺,化痰燥湿,理气。

适用证型:适用于高血压病并发冠心病痰浊内阻证。

21. **鲜蘑大枣汤**

配方:鲜蘑菇50克,大枣20克。

制作:上2味一同加水煮汤。

服法:吃蘑菇、大枣,喝汤,每日1剂。

功效:补阴益气。

适用证型:适用于高血压病并发冠心病气阴两虚证。

22. **蜜饯山楂**

配方:生山楂500克,蜂蜜250克。

制作:将生山楂洗净,去果柄和果核,放入锅内,加水适量,煮至将熟,水快耗干时加入蜂蜜,用小火煎熬收汁,待冷后放入瓶罐中贮存。

服法:每日2次,每次20克。

功效:活血祛瘀,消食开胃,止泻痢。

适用证型:适用于高血压病并发冠心病心脉瘀阻证。

23. **干姜酒**

配方:干姜末15克,清酒600毫升。

制作:将酒温热,干姜末放入酒中。

服法:每次10毫升,每日3次。

功效:温中益气,通阳散寒。

适用证型:适用于高血压病并发冠心病胸阳痹阻证。

24. **参冬粥**

配方:人参6克,天冬20克,粳米60克。

制作:将人参、天冬切成薄片,加水煎煮20分钟,用药液将粳米煮成粥。

服法:每日早、晚服食。

功效:益气养心。

适用证型:适用于高血压病并发冠心病气阴两虚证。

25. **川芎红花粥**

配方:川芎、红花各6克,粳米50克,白糖适量。

制作:先将川芎、红花加水煎汁,去渣后加入淘净的粳米,煮至粥熟后加白糖。

服法：每日早、晚温热服食。

功效：行气活血，祛瘀止痛。

适用证型：适用于高血压病并发冠心病心脉瘀阻证。

26. 猪心炖二参

配方：猪心1个，党参15克，丹参30克。

制作：将猪心剖开洗净，与党参、丹参一同放入锅中，加水适量，用文火炖熟，加盐调味即可。

服法：佐餐食用。

功效：益气养阴，活血通脉。

适用证型：适用于高血压病并发冠心病气阴两虚或心脉瘀阻证。

27. 薤白粥

配方：薤白30克，粳米100克。

制作：将粳米淘净备用。薤白洗净，与粳米一起放入锅中，加适量清水，煮至米烂成粥。

服法：每日早、晚服用。

功效：行气宽胸，通阳散瘀。

适用证型：适用于高血压病并发冠心病胸阳痹阻证。

28. 生脉粥

配方：人参6克，丹参、五味子各10克，麦冬15克，粳米100克，白砂糖适量。

制作：将麦冬、丹参、五味子洗净煎取浓汁。人参切成薄片，与淘净的粳米煮粥，将熟时放入药汁和白糖，稍煮即可。

服法：每日早、晚服用。

功效：益气养阴，敛汗，活血化瘀。

适用证型：适用于高血压病并发冠心病气阴两虚或心脉

瘀阻证。

29. **玉竹卤猪心**

配方:玉竹 30 克,猪心 1 个,葱、姜、盐、味精、花椒、麻油、白糖、卤汁各适量。

制作:玉竹煎煮 2 次,将 2 次药液合并。猪心剖开,洗净血水,与葱、姜、花椒等共入药汁中,置沙锅内,用武火煮开后,改用文火煮至猪心六成熟,捞出晾干,再将猪心置卤汁锅中,文火煮熟,捞出切片,稍加调料即可食用。

服法:佐餐食用。

功效:滋阴生津,益气养心。

适用证型:适用于高血压病并发冠心病气阴两虚证。

30. **红杞子鸡**

配方:童子鸡 1 只,红花 6 克,枸杞子 15 克,盐、姜、酒少许。

制作:童子鸡去内脏,洗净,将红花纳入鸡腹内,加调料,清蒸。

服法:吃鸡肉,喝汤。

功效:益气养阴,活血散瘀。

适用证型:适用于高血压病并发冠心病气阴两虚或心脉瘀阻证。

31. **木耳猪肉汤**

配方:黑木耳 6 克,瘦猪肉 50 克,佛手 10 克,薏米 25 克。

制作:上 4 味一同加水煮汤。

服法:每日 1 剂,佐餐食用。

功效:化痰浊,散瘀血。

适用证型:适用于高血压病并发冠心病痰浊内阻证。

32. 玉竹速溶饮

配方:玉竹 250 克,白糖 300 克。

制作:将玉竹加水煎煮 3 次,把滤液合并,用小火熬至浓稠,拌入白糖,搅匀,晒干后装瓶备用。

服法:每次 10 克,每日 2 次,开水冲化。

功效:补益心阴。

适用证型:适用于高血压病并发冠心病气阴两虚证。

33. 肉末炒蚕豆

配方:猪肉末 25 克,鲜嫩蚕豆 60 克,油、盐、酱油、葱、姜各适量。

制作:油锅烧热后先煸葱、姜,再入肉末,炒至半熟时,加盐、酱油、蚕豆,适量加水,炒熟即可。

服法:佐餐食用。

功效:健脾益胃,燥湿化痰,利水消肿。

适用证型:适用于高血压病并发冠心病痰浊内阻证。

四、高血压病合并高脂血症的饮食调养

(一)高脂血症与高血压病的关系

高血压病与高脂血症密切相关。血脂的增高使血液粘稠度增加,加快动脉粥样硬化程度,使血管弹性减退,外周阻力增加,使原有的高血压加重。高脂血症患者同时伴有肥胖的占很大一部分,特别是高三酰甘油血症者。脂肪组织中贮存的三酰甘油约占三酰甘油总量的98%以上,主要分布在皮下、内脏周围、肠系膜、大网膜等处。脂肪组织的增多,提高了人体对血液的需求,增加了心脏和血管负担,人体必须升高血压,才能满足机体的供血需求。胆固醇等脂质存在于各脏器的细胞内,包括心脏,能减弱心肌的收缩力,降低高血压性心脏病患者的心功能代偿能力,导致心功能不全的过早出现。长期应用某些降压药能引起血清总胆固醇和三酰甘油水平的升高,如双氢克尿塞能引起血清总胆固醇、三酰甘油、低密度脂蛋白-胆固醇的升高;速尿能增加血清总胆固醇、三酰甘油、低密度脂蛋白-胆固醇水平,同时还能降低高密度脂蛋白-胆固醇水平。降脂药物对血压也有影响,如胆酸结合树脂可以减少噻嗪类利尿剂(如双氢克尿塞)的吸收;烟酸能扩张血管,能加强降压药的作用。

中医学认为,高血压病并发高脂血症的发生,主要与机体阴阳平衡失调而导致气滞血瘀、痰浊内生等因素有关。可分以下 3 个证型：

1. **阴虚阳亢证** 眩晕耳鸣，头痛且涨，面红目赤，急躁易怒，肢体麻木，腰膝酸软，口干口苦，失眠多梦，舌质红，苔少，脉弦数。

2. **痰浊壅滞证** 眩晕头重，胸闷腹胀，口中粘腻，食少多寐，形体肥胖，肢体麻木，舌质淡，苔白腻，脉弦滑。

3. **瘀血阻络证** 眩晕头痛，痛如针刺，胸闷胸痛，四肢麻木，烦躁失眠，心悸健忘，舌质紫暗，或有瘀点瘀斑，脉弦涩。

(二)有降血脂作用的食物

1. 黄豆

黄豆又称大豆，是豆科植物大豆的黄色种子。味甘，性平，入脾、大肠经，有健脾益气的功效。黄豆的蛋白质含量高达40%，而且氨基酸的种类较全，所含人体必需氨基酸的比例与人体的需要相接近。因其蛋白质的质量不亚于动物蛋白，所以有“植物肉”的美誉。黄豆与谷物同食，可以弥补谷物中赖氨酸的不足。黄豆中所含的脂肪也优于动物脂肪，它富含油酸和亚油酸。这类不饱和脂肪酸，有降低胆固醇，预防动脉硬化的作用。黄豆所含的纤维素富含皂甙，它通过吸收胆酸而促进胆固醇的代谢，有助于减少胆固醇在血管内的沉积。以大豆为原料制成的豆豉含有大量的 B 族维生素和尿激酶，可防止脑血栓的形成。食用黄豆时应注意，生黄豆中含有对人体有害的物质，需加热才能被破坏，所以，黄豆不宜生吃。黄豆煮熟或炒熟吃，消化率比较低，加工后制成豆腐、豆浆或其他豆制品，消化率大大提高。经常食用豆制品，对高脂血症、高血压病、动脉硬化、冠心病、脂肪肝患者都很有益处。

2. 山楂

山楂又名红果、山里红、胭脂果，是蔷薇科植物山楂或野山楂的果实。味酸、甘，性微温，入脾、胃、肝经，有消食积，散瘀血，驱虫，止泻的功效。山楂除了含有一般的营养物质外，还有很高的医疗价值。临床药理研究表明，山楂中所含的三萜类和黄酮类成分有扩张血管，降低血压，降低血清胆固醇，加强和调节心肌功能的作用。山楂中含有大量的维生素C，每百克山楂果肉中含维生素C 89 毫克(在水果中的维生素C含量仅次于鲜枣和猕猴桃)。而且，山楂中的维生素C能被其本身的酸性物质所保护，加热后也不被破坏，更是其他水果所比不了的。维生素C在防治动脉硬化、减肥、降脂、抗老防衰方面具有重要作用，可以说，山楂是一味防治心脑血管疾病的良药。山楂的多种制剂都具有明显的降脂作用，对胆固醇和三酰甘油的增高都有良好疗效，是降脂复方中最常用的药物之一。实验发现，用 95%山楂提浸膏可使实验性高脂血症家兔血清胆固醇浓度下降；用山楂总黄酮给健康实验鼠腹腔注射，8 日后即出现降胆固醇作用。

3. 香菇

香菇又名香蕈，是侧耳科植物香蕈的子实体。味甘，性平，入胃经，具有益胃气，补虚损，托痘疹，止血的功效。近年来的研究发现，香菇有降压，降脂，抗病毒，抗癌等多种作用。香菇清香味美，富有营养而易于消化，被誉为“菇中之王”，“蔬菜之冠”。香菇中蛋白质、钙、磷、铁、维生素 B_1、B_2、C、D 的含量都较高。香菇中的脂肪以不饱和脂肪酸为主。在不饱和脂肪酸中，80%以上是亚油酸，它是香菇降压，降脂，防治动脉粥样硬化的重要物质。香菇中含有的香菇嘌呤等核酸物质，能促进胆固醇的分解和排泄，连续服用能降低总胆固醇及三酰甘油。香菇中所含的纤维素能促进胃肠蠕动，防止便秘，减少肠道对胆固醇的吸收。临床观察发现，患有高脂血症的患者服用炒鲜香菇或香菇汤(每日 90 克)，血清胆固醇和三酰甘油水平均明显下降。

4. **苹果**

苹果是蔷薇科植物苹果的果实。味甘，性凉，入心、脾、胃经，具有生津润肺，开胃醒酒的功效。苹果中有大量苹果酸和果胶，能分解体内的脂肪，降低胆固醇。苹果酸和果酸在肠道中能与胆酸结合，阻止胆酸被重新吸收进入血液，使血液中的胆酸含量减少，胆固醇向胆酸的转化增加，从而降低胆固醇含量。荷兰的科学家所做的流行病学研究发现，老年冠心病患者每天吃 1 个以上苹果(至少 110 克)，可以将因冠心病死亡的危险性降低一半。这种作用是苹果中所含的类黄酮所决定的。引起冠状动脉及脑动脉粥样硬化的原因是由于氧化型低密度脂蛋白-胆固醇沉积在血管壁造成的，类黄酮是一种天然抗氧化剂，通过抑制低密度脂蛋白氧化，发挥抗动脉粥样硬化的作用。此外，类黄酮还有抑制血小板聚集作用，能降低血液粘稠度，减少血栓形成。再有，苹果含有较高的钾，而含钠量较低，是高血压病患者的理想食品。

5. **大蒜**

大蒜又称胡蒜，是百合科植物大蒜的鳞茎。味辛，性温，入肺、脾、胃经，有解毒杀虫，止咳祛痰，健脾开胃的功效。大蒜中含有多种生理活性成分。大蒜素等物质能抑制和杀灭多种细菌，因而被称为“天然广谱抗生素”。近年来的科学研究表明，大蒜可以降低血清胆固醇和三酰甘油，能防治动脉硬化。研究人员曾对 30 名冠心病患者用大蒜进行治疗，8 个月后，这些患者的胆固醇和三酰甘油水平明显降低，而有益于健康的高密度脂蛋白则有所增加。大蒜中的蒜氨酸和环蒜氨酸是降血脂的有效成分。此外，从大蒜中提取的甲基烯三硫和二烯丙基二硫，具有很强的抗血小板聚集的作用，能降低血液粘稠度，预防中风的发生。大蒜所含的甙类能使高血压患者的血压明显降低。大蒜中的有效成分遇热会失去作用，所以用于食疗以生食为佳。但是，大蒜的刺激性较强，过多食用会引起眼睑炎和结膜炎，还可以损伤胃粘膜，引起胃炎、胃溃疡，甚至胃出血。所以，吃大蒜应适度，最好不要在早晨空腹食用。

6.**马齿苋**

马齿苋又称马齿菜、长寿菜，是一年生草本植物马齿苋的嫩茎叶。马齿苋味酸，性寒，入胃、大肠经，具有清热解毒，凉血止血，利湿消肿的作用。马齿苋的用途广泛，它的抗菌力很强，对多种细菌有抑制作用，特别是对痢疾杆菌。因此，痢疾、胃肠炎、泌尿系感染、痔疮、疖、痈等都可用马齿苋治疗。近年来，美国科学家发现，马齿苋中含有α-亚麻酸。它是一种不饱和脂肪酸，一般存在于海产品中，在植物中少见，而马齿苋中的含量却很丰富。它具有抑制人体内血清胆固醇和三酰甘油生成的生理功能，能防治冠心病和高脂血症。α-亚麻酸还可使血管内皮细胞合成的前列腺素增多，使血小板形成的血栓素 A_2 减少，从而降低血液的粘稠度，起到预防血栓形成的作用。马齿苋富含钾盐，从马齿苋中摄入的钾作用于血管壁上，可以扩张血管壁，阻止血管壁的增厚，因而能降低血压，减少中风的发生率。地中海地区冠心病的发生率明显低于其他地区，可能与该地区的人喜欢食用马齿苋有关。

(三)食 疗 方

1. 芹菜蜂蜜方

配方:鲜芹菜、蜂蜜各适量。

制作:将芹菜洗净,放入沸水中烫 2 分钟,切碎绞汁,加等量蜂蜜。

服法:每次 40 毫升,每日 3 次。

功效:清肝利湿,凉血,祛脂降压。

适用证型:适用于高血压病并发高脂血症痰浊壅滞证。

2. 三鲜降压汤

配方:海带、海藻各 50 克,干贝 30 克,油、盐各适量。

制作:一同加水煮熟,加油、盐调味。

服法:吃菜,喝汤,每日 1 剂,连用 1 周。

功效:滋补肝肾,清热消痰。

适用证型:适用于高血压病并发高脂血症,阴虚阳亢或痰浊壅滞证。

3. 糖拌西红柿

配方:西红柿 1～2 个,白糖适量。

制法:西红柿切块,加糖拌匀。

服法:每日清晨空腹服用。

功效:平肝清热,生津止渴,健胃消食。

适用证型:适用于高血压病并发高脂血症阴虚阳亢或痰浊壅滞证。

4. 冬瓜汤

配方:冬瓜 500 克,麻油、食盐各少量。

制作:将冬瓜加水煎汤煮熟,加麻油和盐调味。

服法:吃冬瓜,喝汤。

功效:祛浊降脂。

适用证型:适用于高血压病并发高脂血症痰浊壅滞证。

5. **花生仁拌芹菜**

配方:花生仁 60 克,芹菜 150 克,豆油少许,酱油、花椒油、味精、盐、白糖各适量。

制作:将豆油烧热,放入花生仁,炸酥捞出去皮;芹菜切段,用开水焯一下,投入凉开水后捞出,沥净水分。把芹菜码在盘子边上围成圈,再把花生仁堆放在芹菜圈中,浇上调味品,搅拌即成。

服法:适量佐餐食用。

功效:清热利水,化痰和胃,降压降脂。

适用证型:适用于高血压病并发高脂血症痰浊壅滞证。

6. **海带决明汤**

配方:海带 20 克,草决明 15 克。

制作:2 味一同加水煎煮,至海带熟烂。

服法:吃海带,喝汤。

功效:清热平肝,化痰软坚,降压降脂。

适用证型:适用于高血压病并发高脂血症阴虚阳亢或痰浊壅滞证。

7. **决明子粥**

配方:决明子 15 克,粳米 60 克,白菊花 10 克,冰糖少许。

制作:将决明子放入锅中炒至微有香气,取出待冷,与白菊花同煎,去渣取汁,放入粳米煮粥,将熟时加入冰糖,融化后即成。

服法:每日早、晚食用。

功效:清热降火,平肝潜阳。

适用证型:适用于高血压病并发高脂血症阴虚阳亢证。

8. **素炒绿豆芽**

配方:绿豆芽120克,植物油、酱油、醋各适量。

制作:绿豆芽去豆皮和根须,洗净。锅内油烧热,放入豆芽菜,用旺火快炒,将熟时加酱油、醋再急炒几下即可。

服法:佐餐食用。

功效:清热解暑,明目降压,减肥祛脂。

适用证型:适用于高血压病并发高脂血症阴虚阳亢证。

9. **海带炖鸭肉**

配方:海带60克,鸭1只。

制作:将海带洗净,鸭肉切块。2味一同加水炖熟,加食盐少许调味。

服法:佐餐食用,每日1次。

功效:补阴抑阳,降压降脂。

适用证型:适用于高血压病并发高脂血症阴虚阳亢证。

10. **甜浆粥**

配方:新鲜豆浆300毫升,粳米60克,白糖少许。

制作:豆浆与粳米一同煮粥,调入白糖。

服法:每日清晨空腹服食。

功效:健脾消痰,降压降脂。

适用证型:适用于高血压病并发高脂血症痰浊壅滞证。

11. **萝卜橘皮汤**

配方:鲜白萝卜100克,橘皮15克。

制作:加水煎汤。

服法:加冰糖适量饮用,每日1次。

功效:消食导滞,化痰降浊。

适用证型:适用于高血压病并发高脂血症痰浊壅滞证。

12. **山楂粥**

配方：山楂30克，粳米50克，冰糖适量。

制作：山楂洗净，切片去核；粳米淘净。将山楂片与粳米一同放入锅中，加水适量，先用武火煮沸，再改用文火慢慢熬煮。粥成后加适量冰糖，调匀即可。

服法：每日分2次服食。

功效：健脾消食，活血祛瘀。

适用证型：适用于高血压病并发高脂血症瘀血阻络证。

13. **冬瓜鸭粥**

配方：冬瓜1个，光鸭1只，粳米300克，鲜荷叶半张，冬菇5个，陈皮3克。

制作：冬瓜洗净，连皮切厚块，与粳米、陈皮、鲜荷叶一同煮粥。光鸭于油锅内煎爆至出香味，铲起加入粥内同煲，鸭熟烂时捞起切片，用葱、姜、麻油调味，入粥中。

服法：每日早、晚适量食用。

功效：清暑祛湿，利尿消肿，化浊降脂。

适用证型：适用于高血压病并发高脂血症痰浊壅滞证。

14. **芹菜拌豆腐**

配方：芹菜150克，豆腐250克，香油、盐少许。

制作：鲜芹菜洗净后微煮，凉后切碎，加香油、盐少许，与豆腐拌和。

服法：佐餐食用。

功效：清热平肝，降压降脂。

适用证型：适用于高血压病并发高脂血症阴虚阳亢或痰浊壅滞证。

15. **香菇降脂汤**

配方：鲜香菇100克，植物油、食盐各适量。

制作:香菇用油炒过后,加水煮汤,加食盐调味即可。

服法:喝汤,吃香菇。

功效:健脾益气,化痰降脂。

适用证型:适用于高血压病并发高脂血症痰浊壅滞证。

16. **麦冬芹笋**

配方:麦冬 10 克,芹菜、嫩竹笋各 150 克。

制作:麦冬蒸熟,芹菜切段,竹笋切片。将以上 3 味一同放入油锅中炒熟,加入盐和味精调味即可。

服法:佐餐食用。

功效:养阴清热,降压降脂。

适用证型:适用于高血压病并发高脂血症阴虚阳亢证。

17. **赤小豆鲫鱼汤**

配方:赤小豆 60 克,鲜鲫鱼 1 条,紫皮大蒜 1 枚,葱白 1 段。

制作:鲜鲫鱼去鳞净膛后,与赤小豆、大蒜、葱白一同用文火炖熟。

服法:食鱼,喝汤。

功效:健脾祛湿,利水消肿,消痰降脂。

适用证型:适用于高血压病并发高脂血症痰浊壅滞证。

18. **鲤鱼山楂鸡蛋汤**

配方:鲤鱼 1 条,山楂片 25 克,鸡蛋 1 个,面粉 150 克,葱、姜、盐、料酒、白糖各适量。

制作:将鲤鱼去鳞、鳃及内脏,洗净切块,加入盐、料酒腌渍 15 分钟;面粉中加入清水和白糖,打入鸡蛋,搅和成糊;将鱼块下入面糊中浸透,取出,蘸上干面粉,下入爆过姜片的油锅中翻炒 3 分钟捞起;山楂片加适量水并在火上煮烂,加调料及生面粉糊,制成芡汁,倒入炸好的鱼块煮 15 分钟,撒上葱和味精即可。

服法:每日分 2 次食用。

功效:健脾利湿,下气消痰,降血脂。

适用证型:适用于高血压病并发高脂血症痰浊壅滞或瘀血阻络证。

19. **山楂菊花茶**

配方:菊花 10 克,山楂片 20 克,茶叶 6 克。

制作:用沸水冲沏。

服法:代茶饮用。

功效:清热平肝,化痰消食,活血祛瘀。

适用证型:适用于高血压病并发高脂血症阴虚阳亢或瘀血阻络证。

20. **萝卜粥**

配方:大萝卜 1 个,粳米 50 克。

制作:将萝卜煮熟,绞汁,与粳米煮成粥。

服法:早、晚温热服用。

功效:清热化痰,消食导滞。

适用证型:适用于高血压病并发高血脂症痰浊壅滞证。

21. **山楂消脂饮**

配方:鲜山楂 30 克,生槐花 5 克,草决明 10 克,嫩荷叶 15 克。

制作:将上 4 味药放入锅内,加水煎煮,山楂将烂时,用勺将其碾碎,再煮 10 分钟,去渣取汁,加白糖少量搅匀。

服法:每日 1 剂,分多次饮用。

功效:清肝火,散瘀血,化痰浊。

适用证型:高血压病并发高脂血症各型均适用。

22. **芹菜炒香菇**

配方:芹菜 200 克,香菇(水发)50 克,油、盐、酱油、醋、味精、淀粉各适量。

制作:芹菜去根、叶,洗净,剖开切成 2 厘米长的条,拌上食盐约 10 分钟后,用清水漂洗沥干待用;醋、淀粉、味精混合后放碗中,加水对少量成芡汁待用;香菇切片。锅烧热后倒入油,油热后下芹菜,煸炒 2～3 分钟后,加香菇片迅速炒匀,再加酱油炒约 1 分钟,淋上芡汁速炒起锅即可。

服法:佐餐食用。

功效:平肝清热,益气和血。

适用证型:适用于高血压病并发高脂血症阴虚阳亢证。

23. **海带木耳羹**

配方:海带、黑木耳各 15 克,瘦猪肉 60 克。

制作:海带、黑木耳洗净发透;瘦肉切成丝,与海带、木耳一同放入锅中煮熟,加淀粉汁勾成羹,再加味精少许即可。

服法:佐餐食用。

功效:清热化痰养血。

适用证型:适用于高血压病并发高脂血症痰浊壅滞证。

24. **荷叶冬瓜汤**

配方:鲜荷叶 1 张,冬瓜 500 克。

制作:冬瓜洗净切块,与荷叶一同煲汤。

服法:饮汤,食冬瓜。

功效:清热化痰,利尿除湿。

适用证型:适用于高血压病并发高脂血症痰浊壅滞证。

25. **五花茶**

配方:玫瑰花、茉莉花、白扁豆花、茶叶各 30 克,玳玳花、白菊花各 10 克。

制作:混合均匀,分为 20 包,装入纱布袋内。

服法:每日 1 包,用开水冲泡,代茶饮。

功效:清热化痰,健脾消食。

适用证型:适用于高血压病并发高脂血症痰浊壅滞证。

26. **玉米粥**

配方:玉米粉、粳米各 30 克。

制作:粳米淘净,加水先煮,玉米粉调成糊状,待粳米煮至开花时将玉米糊调入粥中,再煮片刻即可。

服法:每日早、晚服用。

功效:和中养胃,利尿降浊。

适用证型:适用于高血压病并发高脂血症痰浊壅滞证。

27. **豆油炒洋葱**

配方:洋葱 100 克,豆油适量,盐少许。

制作:将洋葱洗净切碎,用豆油炒,加盐少量。

服法:每日 1 次,佐餐食用。

功效:祛湿降浊。

适用证型:适用于高血压病并发高脂血症痰浊壅滞证。

28. **杞子菊花粥**

配方:枸杞子 20 克,菊花 10 克,粳米 60 克。

制作:将枸杞子、菊花加水煎煮,去药渣后,加入粳米煮成粥。

服法:每日 1 次食用。

功效:滋补肝肾,清热平肝。

适用证型:适用于高血压病并发高脂血症阴虚阳亢证。

29. **丹参玉竹粥**

配方:丹参、玉竹各 10 克,粳米 50 克。

制作:先将丹参、玉竹加水适量,煎煮 20 分钟,取药汁,再加粳米煮粥。

服法:每日 1 次食用。

功效:活血祛瘀,滋阴养血。

适用证型:适用于高血压病并发高脂血症瘀血阻络证。

30. **芹菜黑枣汤**

配方:芹菜 250 克,黑枣 100 克。

制作:芹菜择洗干净,切段;黑枣洗净去核,与芹菜一同加水煮汤。

服法:每日 1 次食用。

功效:滋补肝肾,祛脂降压。

适用证型:适用于高血压病并发高脂血症阴虚阳亢证。

31. **五香黄豆**

配方:黄豆 300 克,八角 4 颗,花椒、精盐、葱花、姜末各 3 克,桂皮 5 克,麻油 15 克。

制作:将黄豆用温水浸泡 1 昼夜,泡开后淘洗干净,入锅中,加清水,用旺火烧沸后,撇去浮物,投入八角、花椒、桂皮、葱花、姜末,用小火煨至熟烂时,加入精盐,再烧片刻,即可出锅装盘,淋上麻油。

服法:佐餐食用,每日 1 次。

功效:健脾和中,润燥,利水消肿。长期食用可降低胆固醇。

适用证型:适用于高血压病并发高脂血症痰浊壅滞证。

32. **黄芪鲫鱼汤**

配方:黄芪 20 克,鲫鱼 1 条,调味品适量。

制作:将鲫鱼去鳞、鳃及内脏,黄芪加水煎汤,去药渣,加入鲫鱼,清炖,熟后加调味品。

服法:每日 1 次食用。

功效:健脾益气,利水,化痰祛湿。

适用证型:适用于高血压病并发高脂血症痰浊壅滞证。

33. **薏米首乌粥**

配方:薏米 20 克,首乌 10 克,粳米 40 克。

制作:将首乌加水煎煮 20 分钟,去药渣,加入薏米、粳米,适量添水,煮成粥,熟后加红糖少量调味。

服法:每日 1 次服用。

功效:滋补肝肾,健脾消痰。

适用证型:适用于高血压病并发高脂血症阴虚阳亢或痰浊壅滞证。

34. **核桃仁拌芹菜**

配方:芹菜 300 克,核桃仁 50 克,精盐少许,味精和香油各适量。

制作:将芹菜洗净切成丝,用沸水焯一下,再过凉开水,沥干后加精盐、味精和香油,装盘备用;将核桃仁用开水泡软,剥去外皮,再用开水泡 5 分钟后取出放在芹菜上,拌匀即可。

服法:佐餐食用。

功效:清热平肝,降压降脂,润肠通便。

适用证型:适用于高血压病并发高脂血症阴虚阳亢证。

35. **银耳炒肉丝**

配方:银耳 6 克,瘦猪肉 60 克,淀粉、酱油、植物油、盐、味精各适量。

制作:先将银耳用温水泡发,撕成小片;再将猪肉丝放入淀粉汁、酱油中拌和,放入热油锅中炒至八成熟,放入银耳、水、酱油、盐,用旺火炒至肉熟,起锅时加味精即成。

服法:每日佐餐食用。

功效:滋阴润燥生津。

适用证型：适用于高血压病并发高脂血症阴虚阳亢证。

36. 凉拌马齿苋

配方：鲜马齿苋嫩茎30克～50克，香油、精盐各适量。

制作：将马齿苋除去须根，洗净，用沸水焯一下，沥去水分，加盐和香油即可。

服法：每日佐餐食用。

功效：清热凉血，除湿，降压降脂。

适用证型：适用于高血压病并发高脂血症阴虚阳亢或痰湿壅滞证。

五、高血压病合并脑卒中的饮食调养

(一)脑卒中与高血压病的关系

脑卒中,又称脑中风,俗称中风,是脑血液循环发生障碍的一类脑血管疾病。脑卒中可分出血性和缺血性两类。缺血性脑卒中有短暂性脑缺血发作、脑血栓形成、脑栓塞、腔隙性脑梗死;出血性脑卒中有脑出血和蛛网膜下腔出血等。临床最常见的脑卒中有短暂性脑缺血发作、脑血栓形成、脑出血。由于脑血液循环的障碍,致使脑组织发生病变,患者可出现意识和运动障碍,因此是一种严重危害人民健康和生命的疾病。

脑卒中的发生与长期的高血压有关。患者在发病前一般有高血压病史,持续的高血压可使血管弹性下降、管壁增厚、管腔狭窄或闭塞,引起循环障碍和脑组织缺血。脑出血的发生与高血压的关系最为密切,脑出血最常见的原因就是高血压病。脑出血患者中有95%左右是高血压病患者。血压升高,特别是收缩压的增高,脑出血的发病危险也增加。当高血压病患者进行剧烈的体力活动或情绪激动时,血压会进一步升高,当压力超过血管所能承受的能力时,血管就会破裂,发生脑出血。

脑卒中属中医学的“中风”范畴。中风的本质在于肝肾阴虚,气血衰少,同时与肝风、心火、痰湿、瘀血等因素有关。中风可分为中脏腑、中经络和后遗症。因中脏腑者病情较重,常出现猝然昏仆，不省人事的症状，所以本书主要讨论中经络和中风后遗症的饮食调养。

1. **中经络**

(1)风邪入中证：平素头晕头痛，渐觉手足麻木，肌肤不仁，或突然口眼㖞斜，语言不利，口角流涎，半身不遂。可兼见恶寒发热，肢体拘急，关节酸痛，舌质淡，舌苔薄白，脉弦细。

(2)阴虚风扰证：平素头晕头痛，耳鸣目眩，腰酸腿软，失眠多梦，渐至手足麻木、语言不利，或突然发生口眼㖞斜，语言謇涩，半身不遂，舌质红，苔少，脉弦细。

2. **后遗症**

(1)气虚血瘀证：半身不遂，肢软无力，或肢体麻木，面色萎黄，乏力气短，舌质暗淡有瘀斑，苔白，脉细涩或虚弱。

(2)风痰阻络证：舌强语謇，口眼㖞斜，肢体麻木，舌淡，苔白腻，脉弦滑。

(3)肝肾亏虚证：半身不遂，患肢萎软无力，腰酸，眩晕，耳鸣，失眠，舌红，苔少，脉弦细数。

(二)食疗方

1.醋蛋

配方：鲜鸡蛋1个，米醋200克。

制作：将米醋装入大口瓶中，放入鸡蛋，浸泡48小时，蛋壳软化，蛋清、蛋黄外仅剩一层薄皮时，用筷子将其挑破，搅匀即可。

服法：每日清晨取40克，开水冲服。

功效：健脑益智。

适用证型：高血压病合并脑卒中各证型均适用。

2. **天麻煮豆腐**

配方：天麻 10 克，豆腐适量。

制作：天麻洗净打碎，加水煮沸，放入豆腐。

服法：食豆腐，喝汤。

功效：清热平肝，熄风定惊，健脾化痰。

适用证型：适用于高血压病合并脑卒中阴虚风扰证。

3. **北芪煲南蛇肉**

配方：北芪 50 克，南蛇肉 200 克，生姜 3 片，植物油、食盐少许。

制作：加水适量煲汤。

服法：适量饮汤，吃蛇肉。

功效：益气养血，祛风通络。

适用证型：适用于高血压病合并脑卒中后遗症气虚血瘀证。

4. **牵正独活酒**

配方：独活 50 克，白附子 10 克，大豆 200 克，白酒 1000 毫升。

制作：先将大豆烧熟，再将前 2 味药共捣粗末，用白酒煎至沸腾后，再煮 30 分钟，去渣备用。

服法：每次服 10 毫升，每日 2 次。

功效：祛风通络。

适用证型：适用于高血压病合并脑卒中后遗症风痰阻络证。

5. **酒煎芝麻壳方**

配方：芝麻外壳 25 克，黄酒适量。

制作：用酒煎煮芝麻壳，滤取汁液。

服法：趁热饮用，然后盖被卧床，取得微汗。

功效:活血通络。

适用证型:高血压病合并脑卒中各证型均适用。

6. **猪脑炖天麻**

配方:猪脑 1 个,天麻 10 克。

制作:将猪脑、天麻一同放入沙锅中,加水适量,用小火炖煮 1 小时即成。

服法:每日 1 剂,去药渣分次调味服食。

功效:清热平肝,熄风定惊。

适用证型:适用于高血压病合并脑卒中阴虚风扰证。

7. **黄芪桂枝五物粥**

配方:黄芪、生姜各 15 克,炒白芍、桂枝各 10 克,粳米 60 克,大枣 4 枚。

制作:先将黄芪、生姜、白芍、桂枝加水煎取浓汁,去渣;再用粳米和大枣加水煮粥,粥成后加入药汁。

服法:早餐食用。

功效:益气养血通络。

适用证型:适用于高血压病合并脑卒中后遗症气虚血瘀证。

8. **天麻鲤鱼**

配方:天麻片 10 克,鲤鱼 1 条。

制作:将天麻与鲤鱼一同煮汤。

服法:佐餐食用。

功效:平肝熄风,定惊止痛。

适用证型:适用于高血压病合并脑卒中阴虚风扰证。

9. **黑豆蚯蚓汤**

配方:黑豆、蚯蚓、独活各 10 克。

制作:加水适量,煎取药汁。

服法:每日 1 剂,早、晚分 2 次服用。

功效:活血通络,除痹止痛。

适用证型:高血压病合并脑卒中各证型均适用。

10. **桂圆山楂粥**

配方:桂圆肉、山楂片各 15 克,粳米 50 克。

制作:将粳米淘净,与桂圆肉、山楂片一同加水煮粥,加入调味品即可。

服法:每日 1 次食用。

功效:益气健脾,活血化瘀。

适用证型:适用于高血压病合并脑卒中后遗症气虚血瘀证。

11. **荆芥粥**

配方:荆芥穗、薄荷、豆豉各 30 克,粳米 100 克。

制作:先将荆芥穗、豆豉、薄荷洗净,放入锅中,加适量清水,用武火烧沸后改用文火煎煮 15 分钟,去渣取汁,将药汁与淘净的粳米放锅中煮粥。

服法:每日 1 剂,早、晚餐分 2 次服用。

功效:祛风通络。

适用证型:适用于高血压病合并脑卒中风邪入中证。

12. **黄芪猪肉汤**

配方:黄芪 30 克,瘦猪肉 50 克,当归 10 克,大枣 6 枚。

制作:将黄芪、当归加水煎煮,去渣取汁,与猪肉、大枣一同炖汤,熟后加盐调味。

服法:佐餐食用。

功效:益气活血,化瘀通络。

适用证型:适用于高血压病合并脑卒中后遗症气虚血瘀证。

13. **天麻钩藤白蜜饮**

配方：天麻 10 克，钩藤 12 克，全蝎 4 克，白蜜适量。

制作：将天麻、全蝎加水煎煮 20 分钟，再加入钩藤炖煮 10 分钟，去药渣，与白蜜混匀。

服法：每日 1 剂，早、晚分 2 次服。

功效：清热平肝，熄风止痉。

适用证型：适用于高血压病合并脑卒中阴虚风扰证。

14. **豉粥**

配方：豆豉、生姜各 10 克，荆芥、薄荷各 6 克，葱白 4 克，盐少许，羊髓 50 克，粳米 100 克。

制作：先将荆芥、豆豉、葱白、生姜放入锅中，加水煎煮，水沸后改用文火煮 10 分钟，放入薄荷，稍煮片刻，去渣取汁；再将药汁与粳米、羊髓一同放锅中，加清水煮成粥，熟后加盐调味。

服法：每日晨起空腹服食。

功效：祛风通络。

适用证型：适用于高血压病合并脑卒中风邪入中证。

15. **枸杞羊肉粥**

配方：枸杞子 30 克，羊肾 1 个，羊肉 50 克，粳米 50 克，作料适量。

制作：将羊肾去臊膜，洗净，切片；羊肉切片，加枸杞子与作料先煮 20 分钟，再放入粳米煮成粥。

服法：每日晨起服用。

功效：补肾，养血，通脉。

适用证型：适用于高血压病合并脑卒中后遗症肝肾亏虚证。

16. **人参薤白粥**

配方:人参 10 克,薤白 12 克,鸡蛋 1 个,小米 50 克。

制作:将人参切碎,加水煎汤,再加入小米煮成粥,将熟时下蛋清及薤白,煮熟即可。

服法:佐餐食用。

功效:益气补虚,通阳散瘀。

适用证型:适用于高血压病合并脑卒中后遗症气虚血瘀证。

17. **羊乳饮**

配方:羊乳 250 毫升,竹沥水 15 毫升,蜂蜜 20 克,韭菜汁 10 毫升。

制作:将羊乳煮沸后,加竹沥水、蜂蜜、韭菜汁,再煮沸即可。

服法:每日 1 剂,分 2 次饮用。

功效:豁痰散瘀。

适用证型:适用于高血压病合并脑卒中后遗症风痰阻络证。

18. **栗子桂圆粥**

配方:栗子 10 个,桂圆肉 15 克,粳米 50 克。

制作:将栗子去壳,切成碎块,与粳米一同放锅中,加水煮粥,将熟时放入桂圆肉。

服法:每日早餐食用。

功效:补肝肾,强筋骨,通血脉。

适用证型:适用于高血压病合并脑卒中后遗症肝肾亏虚证。

19. **天蓼木粥**

配方:天蓼木 20 克(研细),粳米 50 克。

制作：先将天蓼木加水煎汤，去渣取汁，将药汁添水加粳米煮粥。

服法：每日早、晚服食。

功效：祛风止痉。

适用证型：适用于高血压病合并脑卒中风邪入中证。

20. **牛筋当归汤**

配方：牛蹄筋、当归各 50 克，葱、姜、盐、味精各适量。

制作：将牛蹄筋、当归、葱段、姜片一同放入沙锅，加清水适量，用文火炖至牛蹄筋熟烂，拣出当归和葱、姜，加味精、精盐即可。

服法：佐餐食用。

功效：补肝强筋，养血活络。

适用证型：适用于高血压病合并脑卒中后遗症肝肾亏虚证。

21. **小米麻仁粥**

配方：麻子仁 15 克，薄荷叶、荆芥穗各 10 克，小米 50 克。

制作：先将麻子仁炒熟，去皮研细；再将薄荷叶、荆芥穗放沙锅中，加水煎煮 20 分钟，去渣取汁；然后将麻子仁、小米放入药汁中，加水煮成粥。

服法：每日 1 剂，空腹服食。

功效：祛风清热，滋肾润肠。

适用证型：适用于高血压病合并脑卒中风邪入中证。

六、高血压病合并肥胖症的饮食调养

(一) 肥胖症与高血压病的关系

肥胖是指体重超过标准体重的20%。成年人的标准体重可用以下公式计算:标准体重(千克)=[身高(厘米)-100]×0.9。肥胖度=(实测体重-标准体重)/标准体重×100%。肥胖度超过20%即为肥胖。肥胖程度还可用体重指数(BMI)来判定:体重指数=体重(公斤)/身高(米)^2。体重指数超过23为超重,大于25为肥胖。肥胖病的发病原因主要是机体内热能的摄入大于消耗,造成脂肪在体内积聚过多,是一种"城市病","富裕病"。欧美国家曾是肥胖病的高发区。近年来,随着我国经济的发展,人民生活水平的提高,肥胖病有逐年上升的趋势。据调查,北京市成人的超重率已达40%,中小学生肥胖儿已超过20%。

高血压病是最常见的心血管疾病,在它的发病因素中,肥胖是很重要的一种原因。肥胖人群患高血压病者高达30%左右,远高于正常体重人群。有研究表明,肥胖者合并高血压病的危险性是正常人的8倍。众多学者认为,由于肥胖,脂肪组织大量增加,使血管床扩充,血容量相对增加,在正常心率的情况下,心搏出量必然要增加,使血压升高,心脏的负荷加大。肥胖者的内分泌失调导致的代谢障碍也会使血压升高。研究发现,肥胖的高血压病患者在减轻体重后血压也随之下降。

中医学认为，高血压病合并肥胖症的病因多为过食肥甘厚味或多卧少动、脾虚气弱。常见证型有以下4种：

1. **脾虚湿盛证**　眩晕头沉，形体肥胖，食少纳呆，口中粘腻，食后脘腹闷胀，倦怠乏力，身重肢肿，大便溏薄，舌质淡，舌苔白腻，脉濡缓。

2. **脾肾阳虚证**　形体肥胖，面色晄白，四肢不温，肢体水肿，脘腹冷痛，腰膝酸冷，头晕乏力，倦怠多卧，大便溏薄，舌质淡，舌苔白，脉沉细无力。

3. **胃热食滞证**　肥胖，眩晕头涨，肢体沉重，消谷善饥，口渴喜饮，大便秘结，舌质红，苔黄腻，脉滑。

4. **痰湿阻滞证**　肥胖伴眩晕，头痛昏蒙，胸脘满闷，食少恶心，体重乏力，舌质淡，苔白腻，脉弦滑。

(二)有减肥作用的食物

1. 红小豆

红小豆又名赤豆、赤小豆，是豆科植物赤豆或赤小豆的种子。味甘、酸，性平，入心、小肠经，具有利水除湿，消肿解毒的功效。我国食用红小豆的历史很悠久，在中国历代的本草书籍中也都记载了它的药物功用。《食性本草》中记载，红小豆“久食瘦人”。红小豆是肥胖患者的良好食物，特别是伴有水肿，身体困重者。红小豆的蛋白质和糖类含量高而脂肪含量低，还含有较多的磷、钾、铁、镁及维生素 B_1、B_2 等。红小豆的吃法很多，可以煮粥，可以熬汤，也可以制成豆沙做豆沙包、汤圆、糕点。赤豆汤、红豆粥、赤豆冬瓜汤、赤豆鲤鱼汤都是治疗肥胖的食疗方。

2. **辣椒**

辣椒又名番椒、辣茄、辣角、辣子，是茄科植物辣椒的果实。味辛、苦，性热，入心、脾经，具有温中散寒，开胃除湿，消食的功效。辣椒含有蛋白质、脂肪、维生素 B_2、维生素 E、胡萝卜素、钾、钙、锌、铁、磷、硒、锰等，还含有柠檬酸、苹果酸、酒石酸等有机酸。辣椒的品种很多，辣味也有强弱的不同。辣椒的辣味是多种辣椒碱造成的。人的舌头对辣椒碱非常敏感，能感觉出 0.1 毫克的辣椒碱。辣椒可以减肥。日本学者认为，吃辣椒后，人体有一种发热的感觉，这是因为辣椒能使体内的脂肪“燃烧”产生的。现代医学研究表明，辣椒中起减肥作用的是辣椒素。辣椒素能促进脂肪的代谢，使人体多余的脂肪消耗掉，防止脂肪的存积，达到减肥的目的。辣椒有健胃作用，辣椒通过刺激口腔粘膜，反射性地加强胃的运动，增加唾液的分泌，增强淀粉酶的活性，促进食物的消化。但辣椒不能吃得过多。过食辣椒能动火助阳，表现为口舌灼热疼痛，胃中烧灼感，腹痛，腹泻，头晕头痛，眼睛干痛流泪，口唇起疱疹等。因此，在口腔、眼睛、胃肠道患有炎症时不宜吃辣椒，以免加重病情。手接触辣椒后，应用肥皂水洗净，避免揉眼时对眼睛产生刺激作用。

3. **冬瓜**

冬瓜又名白瓜、水芝，是葫芦科植物冬瓜的果实。味甘、淡，性凉，入肺、大肠、膀胱经，具有利水，消肿，生津除烦的功效。冬瓜的特点是低钠高钾，低热能，低糖，不含脂肪。唐代食疗专家孟诜说：“欲得体瘦轻健者，则可常食之。欲要肥，则勿食也。”冬瓜能减肥的机制已被现代研究所证实。冬瓜所含的丙醇二酸能阻止糖类转化为脂肪，防止体内的脂肪堆积。冬瓜中所含的 B 族维生素能改变食物中的淀粉类物质，使其不转变为脂肪，防止脂肪堆积。冬瓜除能减肥外，对高血压病、糖尿病、冠心病、肾脏疾病的患者均大有益处。

4. **洋白菜**

洋白菜又名包心菜、卷心菜、甘蓝，是十字花科植物甘蓝的叶。味甘，性平，入肝、胃、大肠经。洋白菜含维生素C较高，且炒熟后不会减少反而增加。这是因为洋白菜所含的维生素C是结合状态的，经加热后才转化为维生素C。洋白菜含热能很低，多量食用也不会使人发胖，很适合肥胖患者的食用。洋白菜中所含的丙醇二酸可阻止糖类转化为脂肪，阻止脂肪和胆固醇沉着，因而有降脂和减肥的功效。丙醇二酸加热后会被破坏，而用洋白菜制成的泡菜就可以保留丙醇二酸。洋白菜中含有少量的能干扰甲状腺对碘利用的物质，因而可导致甲状腺肿。可以通过食用膳食碘来弥补。含碘高的食物有碘盐、海带、海藻、海鱼及其他海产品。

5. **茶叶**

茶是山茶科植物常绿灌木或乔木茶树的嫩叶，是中国特产。茶味苦，性凉，入心、肺、胃经，有清热、降火、消食、祛暑、利尿、强心、解毒等多种功效。茶不仅是我国人民最常饮用的传统饮品，而且是良好的保健和减肥药物。《神农本草经》记载："茶味苦，饮之使人益思、少卧、轻身、明目。"茶清香味美，营养丰富。茶叶中的化学成分有400多种。含有钙、钾、铁、钠、磷、铜、镁、锰、锌等近30种无机元素。茶叶中的茶素具有强心利尿、消食去腻、减轻疲劳等作用；茶单宁有增强毛细血管活性，降低毛细血管的通透性，分解脂肪，降低血脂的功效。临床研究表明，经常饮茶，能减少血液中的胆固醇和三酰甘油，降低血压，减肥及防治冠心病。日本的医学博士曾对我国福建产的乌龙茶的成分和药效进行了分析和研究，结果证明乌龙茶有降低胆固醇和减肥的功效。肥胖患者每日饮用5～6杯乌龙茶,4周后胆固醇由平均6.04毫摩/升降到5.9毫摩/升,体重由平均65千克降到63千克;8周后胆固醇降到5.66毫摩/升,体重降到62千克。

6.**白菜**

白菜是十字花科草本植物,我国古代称之为菘、白菘。白菜味甘,性寒,入胃、肠、肝、肾、膀胱经,具有通利肠胃、清热除烦、利尿的作用。白菜中除含有蛋白质、脂肪、糖类外,还含有维生素A、B、C及钙、磷、铁等无机盐。白菜含钙很高,几乎与牛奶相差无几。大豆虽然含钙也较多,但钙与磷的比值低,而白菜的比值则较高。因此,白菜与大豆或大豆制品同食,便可以达到营养互补。白菜含水达95%,热能很低,是肥胖患者的良好食品,特别是常吃腌白菜,更适合减肥者食用。腌白菜中的纤维素可促进胃肠蠕动,还能减少机体吸收肠道中蓄积的脂肪而减肥。

(三)食 疗 方

1.**萝卜海带汤**

配方:白萝卜200克,海带100克。

制作:将海带洗净,用温水浸泡数小时,然后和水一起放入沙锅中,先用武火煮沸,将切成片的萝卜入锅,改文火煨炖,直至熟烂。

服法:清晨空腹服食,可连服数月。

功效:健脾化痰,除湿降浊。

适用证型:适用于高血压病合并肥胖症痰湿阻滞证。

2. **芡实荷叶粥**

配方：芡实、山药各适量，粳米 60 克，鲜荷叶 2 张。

制作：先将芡实煮熟，去壳晒干，与山药共研细末，每次取 30 克，加入粳米、荷叶共煮为粥。

服法：去荷叶温服。

功效：补肾健脾，利水消肿。

适用证型：适用于高血压病合并肥胖症脾肾阳虚证。

3. **茯苓薏米粥**

配方：茯苓粉 15 克，薏米 60 克。

制作：一同加水煮粥。

服法：每日 1 次服食，连用 1 周。

功效：健脾化湿。

适用证型：适用于高血压病合并肥胖症脾虚湿盛证。

4. **冬瓜薏米粥**

配方：鲜冬瓜 60 克，粳米、薏米各 30 克。

制作：一同加水煮粥。

服法：每日 1 次服食。

功效：利水消肿，健脾化痰。

适用证型：适用于高血压病合并肥胖症痰湿阻滞证。

5. **茯苓百合粥**

配方：白茯苓、百合各 15 克，粳米 60 克。

制作：茯苓、百合共研细粉，同粳米煮粥。

服法：每日 1 次，可经常食用。

功效：健脾益胃，祛湿减脂。

适用证型：适用于高血压病合并肥胖症脾虚湿盛证。

6. **三仙饮**

配方：鲜山楂、鲜白萝卜各 60 克，鲜橘皮 30 克。

制症:加水煎煮。

服法:加适量冰糖代茶饮。

功效:消食化痰,健脾祛湿。

适用证型:适用于高血压病合并肥胖症痰湿阻滞或胃热食滞证。

7. 泽泻荷叶粥

配方:泽泻 10 克,鲜荷叶 1 张,粳米 50 克,白糖适量。

制作:先将泽泻用水煎煮取汁,加粳米煮粥,将熟时用荷叶覆盖粥上,小火焖约 15 分钟,揭去荷叶,粥成淡绿色,再煮沸即可。

服法:加白糖服食。

功效:利湿消肿,降脂减肥。

适用证型:适用于高血压病合并肥胖症痰湿阻滞证。

8. 白茯苓粥

配方:白茯苓 30 克,粳米 60 克。

制作:白茯苓研粉,与粳米一同加水煮粥,加适量白糖拌匀。

服法:每日早、晚服用。

功效:健脾渗湿,利尿消肿。

适用证型:适用于高血压病合并肥胖症脾虚湿盛证。

9. 补骨脂粥

配方:补骨脂 15 克,粳米 50 克。

制作:补骨脂加水煎煮 20 分钟,去渣取汁,加入粳米煮成粥。

服法:温热服食。

功效:补脾温肾。

适用证型:适用于高血压病合并肥胖症脾肾阳虚证。

10. 绿豆粥

配方:绿豆 20 克,粳米 50 克。

制作:将绿豆和粳米淘净,先煮绿豆,熟后加粳米煮成粥。

服法:每日早、晚服食。

功效:利水消肿,健脾和胃。

适用证型:适用于高血压病合并肥胖症痰湿阻滞证。

11. 冬瓜仁粥

配方:冬瓜仁 30 克,粳米 60 克。

制作:冬瓜仁加水煎煮,去渣取汁,加入粳米煮成粥。

服法:每日早、晚服食。

功效:清热化痰,利水消肿。

适用证型:适用于高血压病合并肥胖症痰湿阻滞证。

12. 赤豆内金荷叶粥

配方:赤小豆 50 克,鸡内金 15 克,荷叶 1 张,粳米 100 克。

制作:先将荷叶洗净,切碎;鸡内金研末备用。再将赤小豆入锅中,加水煮熟,放入粳米、鸡内金末和荷叶,煮至粥熟。

服法:每日早、晚服食。

功效:清热利湿,消积健脾。

适用证型:适用于高血压病合并肥胖症胃热食滞证。

13. 橘皮荷叶山楂饮

配方:橘皮 10 克,荷叶 1 张,炒山楂 6 克。

制作:橘皮、荷叶切丝,与山楂一同加水煎煮,滤取药汁,加适量白糖。

服法:每日 1 次,温服。

功效:健脾利湿,消食导滞。

适用证型:适用于高血压病合并肥胖症脾虚湿盛证。

14. **鲢鱼豆腐汤**

配方:鲢鱼1条,豆腐1块,葱、酱油、料酒各适量。

制作:将鲢鱼剖开,去肠杂,洗净切块;豆腐切块。锅烧热,用1块生姜反复擦锅后放油烧热,放鲢鱼下锅,文火煎成两面金黄色,放入豆腐,加水、酱油、料酒、葱段,待鱼肉熟起锅。

服法:喝汤,食鱼肉、豆腐。

功效:健脾和胃,利水消肿。

适用证型:适用于高血压病合并肥胖症脾虚湿盛证。

15. **鸡片烩蚕豆**

配方:鸡胸脯肉、鲜蚕豆各60克,鸡蛋1个,味精、料酒、淀粉、葱、姜、盐各适量。

制作:先将鸡胸脯肉切成薄片,用料酒和盐调汁浸好;再将蛋清打好,调入鸡片中。用少量肉汤或水入锅煮开,放入浸好的鸡片、蚕豆、葱、姜、盐、味精等,用文火煮熟,然后加入淀粉汁,煮开即可。

服法:佐餐食用。

功效:健脾和胃,益气养血,利水消肿。

适用证型:适用于高血压病合并肥胖症脾虚湿盛证。

16. **虾仁炒黄瓜**

配方:青虾200克,黄瓜1根,鸡蛋1个,植物油、生姜、麻油、鸡汤、盐、料酒、糖、藕粉各适量。

制作:青虾去皮,除去须毛,用盐水洗净,撒上酒、生姜汁;黄瓜切成块;将一半蛋清与藕粉加入青虾,充分混合。锅放油烧热,下虾仁烧至颜色鲜红为度。另在锅内炒黄瓜和葱,待黄瓜颜色变青时,加入鸡汤与调料,放入虾仁,以淀粉勾芡,调入麻油少许。

服法:佐餐食用。

功效:温阳,利水,渗湿。

适用证型:适用于高血压病合并肥胖症脾肾阳虚证。

17. **果仁排骨**

配方:草果仁 6 克,薏苡仁 30 克,排骨 1 500 克,冰糖 300 克,调料适量。

制作:草果仁、薏苡仁加水煎煮 2 次,去渣取药液,将排骨放入,煮至将熟,捞出晾凉;再将卤汁烧沸,放入排骨,卤至熟透。另取卤汁放入冰糖、盐、味精,煮成浓汁,加入料酒,均匀地涂在排骨外面。

服法:适量食用。

功效:健脾燥湿。

适用证型:适用于高血压病合并肥胖症脾虚湿盛证。

18. **消积饼**

配方:鸡内金、莱菔子各 50 克,焦山楂、麦芽、谷芽各 100 克,白萝卜 500 克,面粉、白糖适量。

制作:生萝卜绞压取汁;其余药物炒后研细末。将面粉与药末混合,加适量小苏打粉和白糖,加入萝卜汁,拌和擀成饼,烤熟即可。

服法:每日饭前食 1 小饼。

功效:消食化积,轻身减肥。

适用证型:适用于高血压病合并肥胖症胃热食滞证。

19. **鲜味莴苣**

配方:莴苣 200 克,食盐少许,料酒、味精各适量。

制作:先将莴苣削皮洗净,切成细丝,再加食盐,搅拌均匀,去汁后将调料放入,拌匀即可。

服法:佐餐食用。

功效:健脾利水。

适用证型:适用于高血压病合并肥胖症脾虚湿盛证。

20. **健脾饮**

配方:橘皮 10 克,荷叶、麦芽各 15 克,炒山楂 3 克。

制作:将橘皮、荷叶切丝,与山楂、麦芽一同加水煎煮,30 分钟后去渣取汁,加适量白糖。

服法:温服,每日 1 次。

功效:健脾利湿,消食导滞,降脂减肥。

适用证型:适用于高血压病合并肥胖症脾虚湿盛或胃热食滞证。

21. **陈皮车前减肥茶**

配方:陈皮 3 克,车前子、绿茶各 5 克。

制作:上 3 味一同置于杯中,加沸水冲泡。

服法:代茶饮用。

功效:健脾祛湿,利尿减肥。

适用证型:适用于高血压病合并肥胖症脾虚湿盛证。

22. **参芪鸡丝冬瓜汤**

配方:鸡胸脯肉、冬瓜片各 200 克,党参、黄芪各 6 克。

制作:将鸡胸脯肉切丝,与党参、黄芪同放沙锅内,加水 500 毫升,用小火炖至八成熟,放入冬瓜片,熟后加盐和味精即可。

服法:佐餐食用。

功效:健脾益气,利湿减肥。

适用证型:适用于高血压病合并肥胖症脾虚湿盛证。

23. **麻辣羊肉炒葱头**

配方:瘦羊肉 200 克,姜丝 10 克,葱头 100 克,素油 20 克,花椒、辣椒各少许。

制作:将素油在锅中烧热,加花椒、辣椒,炸焦后捞出,再放入羊肉、姜丝、葱头煸炒，加适量盐、味精、黄酒、醋，熟透收汁后出锅。

服法：佐餐食用。

功效：温阳利水。

适用证型：适用于高血压病合并肥胖症脾肾阳虚证。

24. **茯苓荷叶粥**

配方：茯苓 30 克，荷叶 10 克，粳米 50 克。

制作：将荷叶加水煎汤去渣，用荷叶汁与茯苓、粳米同煮为粥。

服法：每日 1 次食用。

功效：健脾升阳，利水除湿。

适用证型：适用于高血压病合并肥胖症脾虚湿盛证。

25. **葛花橘皮茶**

配方：葛花 50 克，橘皮 40 克。

制作：捣碎为散，用开水冲泡。

服法：代茶饮用。

功效：健脾，化痰，行气醒酒。

适用证型：适用于高血压病合并肥胖症脾虚湿盛或痰湿阻滞证。

26. **槐叶茶**

配方：嫩槐叶适量。

制作：槐叶蒸熟晒干，捣烂为末，每日取 10 克，用沸水冲沏。

服法：每日分多次随时饮用。

功用：祛风滑肠，降压减肥。

适用证型：适用于高血压病合并肥胖症胃热食滞证。

27. **红豆粥**

配方:红小豆、粳米各 50 克。

制作:红小豆、粳米淘净入锅,加水适量,武火煮沸后用文火熬煮成粥。

服法:每日 1 次服食。

功效:利水渗湿,健脾益气。

适用证型:适用于高血压病合并肥胖症脾虚湿盛证。

28. **薏米粥**

配方:薏米 30 克,白糖适量。

制作:将薏米洗净,放沙锅内,加水适量,用武火煮沸后改文火煨熬,薏米熟烂后加白糖即可。

服法:每日早、晚食用。

功效:健脾利湿。

适用证型:适用于高血压病合并肥胖症脾虚湿盛证。

29. **三花减肥茶**

配方:玫瑰花、茉莉花、玳玳花、川芎、荷叶各 10 克。

制作:将以上药物共研粗末,混合,分成 5 包,每包 10 克。

服法:每日取 1 包,沸水冲泡后饮用。

功效:化痰湿,降血脂。

适用证型:适用于高血压病合并肥胖症痰湿阻滞证。

30. **羊肉虾羹**

配方:羊肉 100 克,虾米 150 克,大蒜 40 克。

制作:羊肉洗净切片,与虾米、大蒜一同煮汤,肉熟后加盐调味。

服法:吃虾,食羊肉、大蒜,喝汤。

功效:温中补虚,温肾助阳。

适用证型:适用于高血压病合并肥胖症脾肾阳虚证。

31. **大黄茶**

配方：大黄 2 克，绿茶 5 克。

制作：用沸水冲泡。

服法：每日当茶饮用。

功效：清热消积，泻下通便。

适用证型：适用于高血压病合并肥胖症胃热食滞证。

32. **鲜蘑炒豌豆**

配方：鲜口蘑 100 克，鲜嫩豌豆 150 克，油、盐、酱油各适量。

制作：将豌豆剥好；鲜蘑洗净，切成小丁。烧热油锅，将鲜蘑、豌豆、酱油、盐一同放入，用旺火快速炒熟。

服法：佐餐食用。

功效：益气和中，利湿解毒。

适用证型：适用于高血压病合并肥胖症脾虚湿盛证。

33. **参苓粥**

配方：党参 6 克，茯苓 15 克，生姜 3 克，粳米 100 克。

制作：党参切成薄片，茯苓捣碎。将药物浸泡半小时，加水煎煮 2 次，两次煎的药液合并后与粳米一同煮粥。

服法：每日早、晚各 1 次。

功效：健脾利水除湿。

适用证型：适用于高血压病合并肥胖症脾虚湿盛证。

34. **附片羊肉汤**

配方：制附片 30 克，羊肉 2 000 克，生姜、葱各 50 克，胡椒 6 克，食盐 10 克。

制作：将制附片用纱布袋装上扎口；羊肉用清水洗净，入沸水锅，加葱、姜各 25 克，焯后捞起剔去骨，将肉切成 2.5 厘米见方的块，再入清水中浸漂去血水；骨头拍破；姜洗净拍破；

葱缠成团待用。将沙锅注入清水，置于火上，下葱、姜、胡椒、羊肉，再把制附片的药包投入汤内，先用武火加热至沸，30分钟后改用文火把羊肉炖熟烂(约2～3小时)，将附片捞出。

服法：每日适量吃肉、喝汤。

功效：温脾暖肾，益气助阳。

适用证型：适用于高血压病合并肥胖症脾肾阳虚证。

35. **橘杏丝瓜饮**

配方：橘皮、杏仁、老丝瓜各10克，白糖少许。

制作：将老丝瓜、橘皮洗净，杏仁去皮。3味一同放入锅中，加水适量，先用武火煮沸，再用文火煎煮30分钟，稍凉去渣，加白糖拌匀。

服法：代茶饮用。

功效：化痰行气，健脾祛湿。

适用证型：适用于高血压病合并肥胖症脾虚湿盛或痰湿阻滞证。

36. **黄芪冬瓜粥**

配方：炙黄芪20克，鲜冬瓜100克，粳米60克。

制作：黄芪洗净切片，加水煎煮2次，取药汁与粳米、冬瓜一同入锅，加水煮粥。

服法：每日1次食用。

功效：益气健脾，利水渗湿。

适用证型：适用于高血压病合并肥胖症脾虚湿盛证。

37. **山药羊肉粥**

配方：鲜山药、羊肉各500克，粳米250克。

制作：将山药煮熟；羊肉去脂膜，煮烂熟。然后将粳米淘净，入肉汤内，加水适量，与羊肉、山药一同煮粥。

服法：每日早、晚适量服食。

功效:健脾暖胃,温肾。

适用证型:适用于高血压病合并肥胖症脾肾阳虚证。

38. **泻叶茶**

配方:番泻叶 2 克～3 克,茶叶 5 克。

制作:上 2 味一同放入杯中,开水冲泡。

服法:每日 1 剂,频频饮用。

功效:清热行滞,通便利水。

适用证型:适用于高血压病合并肥胖症胃热食滞证。

39. **蚕豆饮**

配方:陈蚕豆 100 克,红糖适量。

制作:将蚕豆洗净,连壳放锅中,加红糖,加水 500 毫升,煮至 100 毫升。

服法:每日 1 剂,代茶饮用。

功效:健脾渗湿。

适用证型:适用于高血压病合并肥胖症脾虚湿盛证。

40. **薏米杏仁粥**

配方:薏米 30 克,杏仁 10 克,冰糖少许。

制作:将薏米淘净,杏仁去皮尖。将薏米放入锅中,加水煮沸,改文火熬至半熟,加入杏仁,继续煮至粥熟。

服法:加冰糖服用。

功效:健脾,利湿,祛痰。

适用证型:适用于高血压病合并肥胖症脾虚湿盛或痰湿阻滞证。

七、高血压病合并糖尿病的饮食调养

(一)糖尿病与高血压病的关系

糖尿病是一种以糖代谢紊乱为主的全身慢性进行性疾病。其典型临床表现有多饮、多食、多尿、体重减轻等“三多一少”症状。严重者可发生酮症酸中毒、非酮症高渗性糖尿病昏迷及严重感染。随着病程进展,可发生肾脏、心血管及神经病变。糖尿病的并发症可危害人体健康,甚至危及生命。高血压病合并糖尿病在临床上很常见。同时患有高血压和糖尿病的人,由于两者互相影响,更容易发生心、脑、肾的损害。多种降压药对糖和脂肪代谢都有不良影响。例如,使用利尿剂降压时,可能使血糖升高或糖耐量降低;β受体阻滞剂(如心得安)可使糖和脂肪代谢紊乱,并降低糖耐量,升高血脂。高血压病合并糖尿病的患者,应尽量使用对代谢没有影响或影响轻微的降压药。

糖尿病属于中医“消渴”的范畴,是指以多饮,多食,多尿,身体消瘦,尿有甜味为特征的病症。本病多饮、多食、多尿等症状往往同时并见,但有轻重主次之分。中医学根据本病“三多”症状的主次,把消渴分为上消、中消、下消三类。通常把多饮症状较突出的称为“上消”,病变的脏腑主要有肺;把多食症状较突出的称为“中消”,病变的脏腑主要在胃;把多尿症状较突出的称为“下消”,病变的脏腑主要在肾。肺燥、胃热、肾虚常互为因果，互相影响，终致“三消”同时出现，“三多”症状并见。无论上、中、下三消，其总的病理基础在于燥热偏盛，阴津亏耗。高血压病合并糖尿病的基本病理机制是机体阴阳平衡失调加重，在肝肾阴虚、肝阳偏亢的基础上出现燥热津伤。根据临床表现，中医辨证分型有以下几个证型：

1. **肺热津伤证（上消）** 烦渴多饮，头晕头痛，口干舌燥，尿频量多，舌边尖红，舌苔薄黄，脉洪数。

2. **胃热炽盛证（中消）** 多食易饥，形体消瘦，头晕而涨，小便频多，大便硬结，舌质红，舌苔黄燥，脉滑。

3. **肾阴亏虚证（下消）** 小便频数，混浊如膏，尿有甜味，腰酸腿软，头晕耳鸣，健忘失眠，舌质红，舌苔白，脉细数。

4. **气阴两虚证（下消）** 头晕乏力，心悸气短，口渴喜饮，动则汗出，舌淡红，苔薄白，脉细弱。

5. **阴阳两虚证（下消）** 尿频量多，如膏如脂，甚至饮一溲二，面色黧黑或㿠白，神疲乏力，腰膝酸软，畏寒肢冷，舌质淡，舌苔白，脉沉细无力。

（二）有降血糖作用的食物

1. 苦瓜

苦瓜又名癞瓜，是葫芦科植物苦瓜的果实。苦瓜在夏季经常用来当凉拌菜，所以又称为凉瓜。中医认为，苦瓜味苦，性寒，入心、脾、肾经，具有解暑清热，明目，解毒的功能。可用于热病及上、中消型糖尿病。现代医学证实，苦瓜有明显的降低血糖的作用。印度民间用苦瓜治疗糖尿病。据报道，苦瓜中含有一种名为“多肽-P”的物质，它有类似胰岛素样的作用。有人将苦瓜烘干粉碎制成片剂，给糖尿病患者服用，有效率高达

79.3%。苦瓜虽有苦味，但微甜，鲜嫩而爽口。食用时，将苦瓜切开，用盐腌渍片刻，可以使苦味减轻。

2. 糙米

糙米是稻壳加工时，仅仅脱去壳皮，而保留胚芽和大部分米糠层的米粒。过去，人们大都是以糙米为主食，随着生活水平的提高，人们逐渐不满足于吃这种口感欠佳的粗粮，而改吃经过深加工的精白米和精白面。近年来，人们已逐渐认识到，长期食用精制粮食，不利于身体健康，甚至会引发多种疾病。稻米营养成分的分布不是均匀的，表皮和胚芽中所含的营养成分丰富，而米仁中热能虽高但营养单一，主要成分是淀粉。在米糠和胚芽中，含有多种维生素和铁、钙、磷、锌等矿物质。稻谷在深加工的过程中，去掉了含营养成分最多的部分，这是很可惜的。维生素 B_1 在米糠、胚芽、麸皮中含量较高，它能增进食欲，调节物质代谢，特别是糖类的代谢，维持神经细胞的功能，降低胆固醇水平。糙米对维持血糖的平衡有着重要作用，能预防和治疗糖尿病。糙米属高纤维食品，它富含的纤维素能增加饱腹感，有利于减少热能的过多摄入，并能降低血糖水平。应提倡糖尿病患者将糙米代替精米作为日常主食，或者将糙米和精米混合食用。

3. 粟米

粟米又称谷子、粟谷、小米，是乔本科植物粟的种仁。味甘咸，性凉，入脾、胃、肾经，具有益胃和中，除热解毒的功效。小米的营养超过了粳米，其中蛋白质和维生素 B_1、B_2 的含量明显高于粳米。小米可用作糖尿病患者的日常主食，特别是脾胃有虚热的糖尿病患者。

4. 黄瓜

黄瓜是葫芦科草本植物，又称菜瓜、胡瓜、青瓜。味甘，性凉，入肝、肺经，具有清热，利水，解毒的功效。黄瓜可用于糖尿病的食疗，特别是上消型糖尿病兼有咽痛、目赤的尤为适宜。黄瓜中维生素A、C和铁、钾的含量较高，但热能很低。鲜黄瓜中的丙醇二酸，能阻止体内的糖类物质转化为脂肪，具有减肥的作用。黄瓜中所含的糖甙、甘露醇、木糖醇等糖类物质不参与体内糖代谢，糖尿病患者食用后，血糖不但不会升高，反而有一定降糖作用。

5. **李子**

李子是蔷薇科植物李的果实。味甘、酸，性平，入肝、肾经，具有清热，生津，利水的功效。可用于治疗糖尿病所致的烦热口渴。李子中维生素A、B_1、B_2、C及钙、磷、钾、铁的含量均较高，有助于调节代谢和维持血压的稳定。药理研究表明，李子可促进消化酶和胃酸的分泌，增强胃肠蠕动，有助于排便。糖尿病伴有便秘的患者可常食李子。但李子可生痰、助湿，脾胃虚弱者和儿童不宜多食。

6. **荞麦**

荞麦是蓼科植物荞麦的种子。味甘，性凉，入脾、胃、大肠经，具有降气宽肠，清热除湿的功效。荞麦是粗粮，热能较低，但营养很丰富。荞麦中的蛋白质含量超过粳米和小米，尤其是必需氨基酸之一的赖氨酸含量更高。荞麦中所含脂肪主要是对人体有益的亚油酸和油酸，可起到降低血脂的作用。荞麦中含有芦丁和烟酸，有降低人体内血脂，特别是胆固醇的作用。常服荞麦可预防高血压病、冠心病、糖尿病和脑血管病。在以荞麦为主食的地区，高血压病的发病率较低。荞麦中还含有较多的无机盐，尤其是磷、镁、铁等，具有抗血栓形成作用。荞麦磨面，做成饼、面条、粥等，可作为糖尿病患者的主食长期食用。

7. **南瓜**

南瓜又名番瓜，倭瓜，是葫芦科植物南瓜的果实。味甘，性温，入脾、胃经，具有补中益气，解毒杀虫，利尿平喘的功效。南瓜中维生素C、胡萝卜素、钙、锌、钴、钾、铁的含量都较高。值得一提的是，南瓜中钴的含量很高，每百克南瓜含钴12.6毫克，这是其他蔬菜和水果所望尘莫及的。现代科学研究发现，钴在体内参与维生素B_{12}的合成，也是人体胰岛细胞必需的微量元素。常吃南瓜，增加钴的摄入量，可以改善胰岛细胞的功能，增加胰岛素的释放，降低血糖。南瓜中富含纤维素，有降血脂和减肥的功效。南瓜中还含有果胶。果胶能与体内多余的胆固醇粘结，降低血清胆固醇水平，防止动脉粥样硬化；还能吸附有害物质，减少人体对毒物的吸收；能增强肠道蠕动，促进排便。南瓜中，特别是南瓜子中含有瓜氨酸，有驱虫作用，并能降低血压。

8. **薏米**

薏米又名薏苡仁、米仁、薏仁，是禾本科植物薏苡的种仁。味甘，性微寒，入脾、胃、肺经，具有健脾补肺，利水渗湿的功效。薏米是药食两用的食物。薏米中所含的薏苡酯、薏苡内酯等，是人们日常食物中所缺乏的。薏米还含有多种氨基酸、生物碱、三萜类化合物甾醇等，常吃薏米可弥补久食精米、精面所失去的营养素。薏米具有多种药理作用的成分，如薏米素有解热镇痛作用；薏仁酯有杀伤癌细胞和阻止其生长的作用。经常食用薏米可提高人体的抗病能力。薏米还含有能降低血压和血糖的物质，适合高血压病及糖尿病患者食用。

9. **山药**

山药是薯蓣科植物薯蓣的块茎。味甘，性平，入脾、肾经，具有健脾，补肺，固肾，止消渴的功效。山药有降低血糖的作用，是糖尿病患者的保健食疗佳品。山药的食法很多，可煮、蒸、炸、炒，也可切片泡茶饮用，还可以与粳米一同煮粥食用。鲜山药蒸熟，饭前食用100克，可有效地防止血糖的升高。鲜山药炖猪肚，健康人食用可以增进食欲，强筋壮骨，糖尿病患者食用可达到滋阴止渴润燥的食疗目的。由于山药性质平和，作用和缓，适合长期服用。

10. 柚

柚是芸香科植物柚的果实。味甘、酸，性寒，入脾、肝经，具有消食，理气，化痰的功效。每百克柚的维生素C的含量高达120毫克，比柑、橙高2倍，比苹果高7倍。柚的维生素P的含量也很丰富，能降低血压，增强血管弹性，有益于心脑血管病患者食用。其鲜果肉中还含有类胰岛素成分，有降低血糖的功效，对糖尿病患者有辅助治疗作用。

11. 猕猴桃

猕猴桃又名金梨、藤梨，是猕猴桃科植物猕猴桃的果实。味甘、酸，性寒，入脾、胃、肝、肺经，具有清热除烦，生津润燥止渴，和胃降逆，通淋止痛的功效。猕猴桃酸甜适口，营养丰富，含有较高的维生素和无机盐。猕猴桃中维生素C的含量非常高，一个人每日吃1个中等大的猕猴桃即可满足维生素C的需要。研究人员发现，猕猴桃中的维生素C不仅含量高，而且利用率非常高，所以被称为“水果之王”、“维生素C之王”。猕猴桃有降血糖作用，适用于糖尿病伴有烦热、呕吐、腹胀的患者。对于高血压病、冠心病、胃癌等也有防治作用。猕猴桃性质寒凉，脾胃虚寒者不宜过多食用。

12. 蚌肉

蚌肉为蚌科动物背角无齿蚌等蚌类的肉。味甘、咸，性寒，入肝、肾经，具有清热解毒，滋阴明目的功效。蚌肉是低热能而营养丰富的食物，含水分、蛋白质、维生素、钾、钙较高。蚌肉的高钙含量有助于维持血压的正常和稳定。蚌肉的含钙量因部位的不同而有差异，鳃板是含钙最多的部位。蚌肉中含有降糖成分，阴虚燥热的糖尿病患者，用蚌肉煮食或配成药膳食用，可使症状减轻，血糖下降。

13. **鳝鱼**

鳝鱼又称黄鳝、长鱼，是鳝科动物。鳝鱼味甘，性温，入肝、脾、肾经，具有补中益气，祛风除湿的功效。鳝鱼的蛋白质、钙、磷的含量较高。最突出的是鳝鱼含有非常高的维生素A，能保护和增强视力。鳝鱼对糖尿病有治疗作用。研究人员从黄鳝中提取了一种黄鳝鱼素，该物质具有降血糖的作用，可调节血糖，对高血糖者有类似胰岛素的降糖功能。鳝鱼适合各型糖尿病患者食用，尤其适合并发眼病的糖尿病患者。

14. **豇豆**

豇豆又称饭豆，是豆科植物豇豆的嫩荚壳及种子。味甘，性平，入脾、肾经，具有健脾和胃，补肾益精的功效。豇豆对糖尿病有辅助治疗作用。豇豆有多种吃法，其嫩荚可炒、蒸、煮食，可凉拌，也可做馅，种子还可煮粥食用。熟豇豆所含的蛋白质大约是稻米的两倍。豇豆与谷物混合食用，可提高蛋白质的效价。

15. **豌豆**

豌豆又称青豆、寒豆，是豆科植物豌豆的种子。味甘，性平，入脾、胃经，具有补中益气，健脾利水，清热止渴的功效。豌豆煮食，豆苗当蔬菜炒食，或者榨汁服用，可供糖尿病患者日常食疗。

16. **兔肉**

兔肉是兔科动物蒙古兔、家兔等的肉。味甘，性凉，入肝、大肠经，有补中益气，凉血解毒，清热止渴的功效。兔肉与一般畜肉的不同之处是：兔肉含蛋白质较高，而脂肪含量低。每百克兔肉含蛋白质达 21.5 克，含脂肪仅 0.4 克，含胆固醇只有 83 毫克。兔肉所含蛋白质的质量也很高，特别是人体必需氨基酸含量全面，如人体最易缺乏的赖氨酸、色氨酸等，兔肉中都有较高的含量。兔肉不仅营养全面，而且味美而不腻，久食不会发胖，是糖尿病、肥胖患者的食疗佳品。我国人不太习惯吃兔肉，而许多国家的人都喜食兔肉，近几年更是兴起吃兔肉风。我国出口的兔肉在国际市场上非常受欢迎。尤其是日本人最推崇兔肉，称兔肉为“美容肉”，青年女性以吃兔肉来美容健肤。兔肉含有丰富的卵磷脂，是儿童和青少年时期大脑发育必不可少的营养物质，还能保护血管壁，预防血栓形成。

17. **藕**

藕又名莲藕，是睡莲科植物莲的肥大根茎。味甘，性寒，入心、脾、胃经。生用能清热止渴，凉血散瘀；熟用能健脾养胃，滋阴补血，止泻。藕中含淀粉，蛋白质，维生素 C，天门冬素及多酚化合物等。藕甘寒多汁，能生津止渴。用鲜藕捣汁饮用，能治疗上消及中消型糖尿病。

（三）食 疗 方

1. **山药萸肉粥**

配方：山药 30 克，山茱萸肉 20 克，粳米 50 克。

制作：山药去皮切片，与山茱萸、粳米一同放入锅中，加水，先用武火煮沸，再改文火，熬煮至粥稠。

服法：每日分 2 次服完，连服 10 日。

功效：补益肝肾，收敛固涩。

适用证型:适用于高血压病合并糖尿病肾阴亏虚证。

2. **猪胰玉米须汤**

配方:猪胰1具,玉米须30克。

制作:将猪胰洗净,与玉米须一同放入锅中,加水煮熟。

服法:每日1剂,连服10日。

功效:滋阴润燥,清热止渴。

适用证型:适用于高血压病合并糖尿病肺热津伤证。

3. **田螺粥**

配方:活田螺若干,糯米50克。

制作:先将田螺放入水中,浸泡1昼夜,加水略煮后捞起,去壳取田螺肉;然后用煮田螺水加糯米煮粥,粥熟后放入田螺肉,加盐调味即可。

服法:饮汤食肉,每日1次。

功效:清热止渴,利水。

适用证型:高血压病合并糖尿病各证型均适用。

4. **豇豆汤**

配方:带壳干豇豆50克。

制作:豇豆加水煎煮。

服法:吃豆喝汤,每日1次。

功效:滋阴益肾,生津止渴。

适用证型:适用于高血压病合并糖尿病肾阴亏虚证。

5. **双瓜皮花粉汤**

配方:西瓜皮、冬瓜皮各15克,天花粉12克。

制作:加水煎煮。

服法:每日分2次饮用。

功效:清热祛湿利水。

适用证型:适用于高血压病合并糖尿病肺热津伤或胃热

炽盛证。

6. **杜仲核桃炖猪腰**

配方:猪腰1对,杜仲、核桃仁、金樱子各30克。

制作:以上4味一同炖熟。

服法:每日食用1次。

功效:补肾摄尿。

适用证型:适用于高血压病合并糖尿病阴阳两虚证。

7. **鳕鱼汤**

配方:鳕鱼1条,葱、姜、盐、味精各适量。

制作:将鳕鱼去杂、洗净,加水煮汤,放入调味品。

服法:饮汤食肉,每日1次。

功效:鳕鱼胰腺富含胰岛素,有降血糖的作用。

适用证型:高血压病合并糖尿病各证型均适用。

8. **芡实核桃粥**

配方:芡实、核桃仁、乌梅各10克,金樱子15克,菟丝子5克,粳米50克。

制作:一同煮粥。

服法:每日食用1次。

功效:补益阴阳。

适用证型:适用于高血压病合并糖尿病阴阳两虚证。

9. **芡实煮老鸭**

配方:芡实120克,老鸭1只,食盐适量。

制作:将芡实纳入鸭腹中,加水适量,文火煮2小时,至肉烂,加食盐调味。

服法:佐餐食用。

功效:滋阴补肾,健脾养胃。

适用证型:适用于高血压病合并糖尿病肾阴亏虚证。

10. **猪胰荸荠汤**

配方:猪胰1具,荸荠、瘦猪肉200克,玉米须20克。

制作:猪胰洗净,除去脂肪部分,切块;瘦肉切薄片;荸荠洗净去皮,切成两半,与猪肉、胰脏一同放入沙锅中,加水用小火煮至水剩一半量时,加入玉米须和盐稍煮片刻。

服法:去玉米须佐餐服食。

功效:滋阴润燥,清热利尿,降压降糖。

适用证型:适用于高血压病合并糖尿病胃热炽盛证。

11. **盐渍三皮**

配方:西瓜皮200克,冬瓜皮300克,黄瓜皮400克,盐、味精各适量。

制作:先将西瓜皮削去硬皮,冬瓜皮去掉绒毛外皮,黄瓜去瓤,均洗净;然后3皮分别用不同火候煮熟,待凉切块,用盐、味精腌渍12小时即可。

服法:佐餐食用。

功效:利水消肿。

适用证型:高血压病合并糖尿病各证型均适用,兼有水肿者最适宜。

12. **猪胰炒山药**

配方:猪胰1具,山药30克,盐、花生油各适量。

制作:先将山药洗净切片;猪胰洗净剁碎。然后在锅中倒入花生油,放山药、猪胰,炒熟加盐调味。

服法:佐餐食用。

功效:益气养阴。

适用证型:适用于高血压病合并糖尿病气阴两虚证。

13. **菠菜根内金山药汤**

配方:菠菜根50克,山药30克,鸡内金10克。

制作：先将鸡内金焙干研末；菠菜根焯后切碎；山药洗净切片。然后把 3 味入锅中加水煮汤，调味即成。

服法：每日分 2 次服完。

功效：清热除烦，通利肠胃，生津止渴，补肺固肾。

适用证型：适用于高血压病合并糖尿病胃热炽盛证。

14. **山药粥**

配方：山药、粳米各 50 克。

制作：将山药洗净，去皮切片，与粳米一起放入锅中，加水煮粥。

服法：每日三餐时食用。

功效：补肾润肺，固涩。

适用证型：高血压病合并糖尿病各证型均适用。

15. **天花粉麦冬饮**

配方：天花粉、麦冬各 15 克，生石膏 30 克。

制作：加水适量，煎汤。

服法：每日分多次饮用。

功效：养阴润燥，清热降火。

适用证型：适用于高血压病合并糖尿病肺热津伤或胃热炽盛证。

16. **山药玄参粥**

配方：山药 30 克，玄参 10 克。

制作：先将山药研细粉备用；再将玄参加水煎汤，去渣取汁，候凉后将山药末倒入，搅拌均匀，慢火煮熟。

服法：每日空腹食用。

功效：滋阴补肾，清热泻火。

适用证型：适用于高血压病合并糖尿病肾阴亏虚证。

17. **驴乳饮**

配方:驴乳 250 毫升。

制作:将驴乳加热煮沸。

服法:每日 1 次饮用。

功效:益气补血润燥。

适用证型:适用于高血压病合并糖尿病气阴两虚证。

18. **天门冬粥**

配方:天门冬 30 克,粳米 50 克。

制作:先将天门冬捣烂加水煎煮,去渣取汁,用药汁加粳米煮成粥。

服法:每日晨起当早餐食用。

功效:补肾润燥。

适用证型:适用于高血压病合并糖尿病肾阴亏虚证。

19. **山药芪粉汤**

配方:山药 20 克,生黄芪、天花粉各 15 克,知母、山茱萸各 12 克。

制作:加适量水煮汤。

服法:每日 1 剂,分 2 次服。

功效:益气养阴,止渴缩尿。

适用证型:适用于高血压病合并糖尿病气阴两虚证。

20. **天冬枸杞粥**

配方:天门冬 60 克,枸杞子 15 克,粳米 50 克。

制作:一同加水煮粥。

服法:每日早、晚温服。

功效:滋肾润燥,生津止渴。

适用证型:适用于高血压病合并糖尿病肾阴亏虚者。

21. **五汁饮**

配方:梨、荸荠、鲜苇根、麦冬、藕各适量。

制作:将以上5味分别洗净,切碎,用纱布绞汁,混合均匀。

服法:任意服用。

功效:生津止渴。

适用证型:适用于高血压病合并糖尿病肺热津伤或胃热炽盛证。

22. **玉容膏**

配方:鲜苹果1 000克,蜂蜜适量。

制作:将苹果切碎捣烂,绞取汁,熬成稠膏,与蜂蜜混匀。

服法:每次1匙,每日3次,温开水送服。

功效:养胃生津。

适用证型:适用于高血压病合并糖尿病胃热炽盛证。

23. **玉参焖鸭**

配方:玉竹、沙参各50克,老鸭1只,调味品适量。

制作:鸭子去毛洗净,除去内脏,放沙锅内,加入玉竹、沙参,加水适量,武火烧开后改用文火焖煮1小时以上,放入调料即可。

服法:食鸭肉,饮汤。

功效:补肺滋阴。

适用证型:适用于高血压病合并糖尿病肺热津伤证。

24. **玉米须煲蚌肉**

配方:玉米须30克,蚌肉120克。

制作:上2味一同放入沙锅,加水煲汤。

服法:吃蚌肉喝汤,隔日1次。

功效:清热滋阴,生津止渴,利尿降压。

适用证型:适用于高血压病合并糖尿病肾阴亏虚证。

25. **生煸豌豆苗**

配方:豌豆苗 200 克,素油、清汤各 30 克,味精、盐、黄酒各适量。

制作:先将豌豆苗洗净,沥去水分,再将素油放锅中在旺火上加热,倒入豆苗迅速煸炒,加入黄酒、清汤及调味品即可。

服法:佐餐食用。

功效:清热生津,健脾和胃。

适用证型:适用于高血压病合并糖尿病胃热炽盛证。

26. **白煮猪肉**

配方:鲜猪肉 250 克。

制作:将猪肉洗净,切成大块,放入锅内,加水适量,煮熟后除去汤上浮油。

服法:适量食用。

功效:滋阴养血润燥。

适用证型:高血压病合并糖尿病各证型均适用。

27. **白果芡实粥**

配方:白果 6 克,芡实、山药各 12 克,粳米 50 克。

制作:一同加水煮粥。

服法:每日 1 次服食。

功效:补肺健脾,益肾缩尿。

适用证型:适用于高血压病合并糖尿病阴阳两虚证。

28. **百合粥**

配方:百合 20 克,粳米 50 克。

制作:加水煮粥。

服法:每日 1 次服食。

功效:润肺滋肾。

适用证型:高血压病合并糖尿病各证型均适用。

29. **瓜蒌根冬瓜汤**

配方:瓜蒌根 30 克,冬瓜适量,盐少许。

制作:将冬瓜去皮、子,切薄片,与瓜蒌根同煮,加盐少许。

服法:佐餐饮用。

功效:清胃热,止烦渴。

适用证型:适用于高血压病合并糖尿病胃热炽盛证。

30. **丝瓜豆腐粥**

配方:丝瓜 500 克,豆腐、粳米各 100 克,葱、姜、盐、味精各适量。

制作:先将丝瓜去皮,切块;豆腐洗净,切丁备用。再将粳米与豆腐同置锅内,加水煮粥,将熟时放入丝瓜,粥熟时放调料。

服法:每日早、晚食用。

功效:清热生津,除烦止渴。

适用证型:适用于高血压病合并糖尿病肺热津伤证。

31. **麦地粥**

配方:麦冬、生地、百合各 20 克,粳米 60 克。

制作:一同加水煮粥。

服法:空腹服食。

功效:清热养阴,润燥止渴。

适用证型:适用于高血压病合并糖尿病肺热津伤证。

32. **菠菜银耳汤**

配方:菠菜根 100 克,银耳 10 克。

制作:菠菜根洗净,切碎;银耳用水浸泡 2 小时,洗净,加水煮 30 分钟,加入菠菜根,再煮熟即可。

服法:吃菜喝汤,每日 1 次。

功效:清热滋阴,润燥止渴,通便。

适用证型:适用于高血压病合并糖尿病肺热津伤或胃热炽盛证。

33. **金樱子煲鲫鱼**

配方:金樱子 30 克,鲫鱼 1 条。

制作:鲫鱼去肠留鳞,与金樱子一同加清水煲汤,用油、盐调味。

服法:吃鱼喝汤。

功效:健脾固肾,止消渴。

适用证型:适用于高血压病合并糖尿病阴阳两虚证。

34. **兔肉山药花粉羹**

配方:兔肉 500 克,山药、天花粉各 60 克。

制作:加水煎煮,至兔肉熟烂。

服法:取浓汁服,口渴即饮。

功效:健脾益气,生津止渴。

适用证型:高血压病合并糖尿病各证型均适用。

35. **韭菜煮蛤蜊肉**

配方:韭菜、蛤蜊肉各 100 克。

制作:加水适量,煮熟调味。

服法:佐餐食用。

功效:滋阴助阳。

适用证型:适用于高血压病合并糖尿病阴阳两虚证。

36. **桑椹芝麻散**

配方:鲜桑椹、黑芝麻各 15 克。

制作:将桑椹捣烂,芝麻研末,和匀即可。

服法:用温开水调服。

功效:滋补肾阴。

适用证型:适用于高血压病合并糖尿病肾阴亏虚证。

37. **鸭蛋银耳汤**

配方:鸭蛋 1 个,银耳 10 克,冰糖适量。

制作:银耳洗净,用水煮至将熟时打入鸭蛋,加冰糖,再煮至蛋熟即可。

服法:每日 1 次食用。

功效:滋阴润肺。

适用证型:适用于高血压病合并糖尿病肺热津伤证。

38. **鹅肉山药粥**

配方:鹅胸脯肉 250 克,山药 30 克,粳米 100 克,葱、姜、盐、味精各适量。

制作:先将鹅胸脯肉切成米粒大备用;山药洗净切碎备用。再将粳米淘净,与山药、鹅胸脯肉、葱姜末、盐一起放入锅中,加水用武火煮,水沸后改用文火,煮至肉烂时调入味精即可。

服法:每日适量服食。

功效:益气补虚,养阴生津,止消渴。

适用证型:适用于高血压病合并糖尿病气阴两虚证。

39. **糯米花汤**

配方:爆糯米花、桑白皮各 50 克。

制作:加适量水煎煮。

服法:每日分 2 次服。

功效:清肺热,补中气。

适用证型:适用于高血压病合并糖尿病肺热津伤证。

40. **杞子炒苦瓜**

配方:枸杞子 30 克,苦瓜 200 克。

制作:枸杞子泡软,苦瓜去籽切丝。锅烧热后放入油和葱花，再放枸杞子和苦瓜，炒熟后放盐少许。

服法：佐餐食用。

功效：滋阴补肾清热。

适用证型：适用于高血压病合并糖尿病肾阴亏虚证。

41. **萝卜芥菜粥**

配方：鲜萝卜 500 克，芥菜 250 克，粳米 100 克，盐、味精少许。

制作：将萝卜、芥菜洗净切碎。粳米淘净，与萝卜、芥菜一同放入锅内，加水用武火煮沸，再改用文火煮至米开花，放入盐和味精即可。

服法：空腹服食。

功效：消食导滞，化痰止咳。

适用证型：适用于高血压病合并糖尿病胃热炽盛证。

42. **熟地粥**

配方：熟地黄片 30 克，粳米 50 克。

制作：先将熟地黄片用纱布包扎，加水 500 毫升，放沙锅中浸泡 20 分钟，煮沸后加粳米，待粥成时去掉熟地黄片即可。

服法：每日晨起空腹服食，连服 10 天。

功效：补肾阴，养肝血。

适用证型：适用于高血压病合并糖尿病肾阴亏虚证。

43. **玉米豌豆汤**

配方：玉米粒 60 克，嫩豌豆 200 克。

制作：加水煮熟。

服法：吃豌豆、玉米，饮汤，每日 2 次。

功效：清热利尿，和中健脾，生津止渴。

适用证型：适用于高血压病合并糖尿病胃热炽盛证。。

44. **粱米粥**

配方:高粱米 60 克。

制作:将米淘净,加水煮粥。

服法:每日 2 次食用。

功效:补中益气,除烦止渴。

适用证型:适用于高血压病合并糖尿病气阴两虚证。

45. **杏酪粥**

配方:浓杏酪 50 毫升,牛奶 500 毫升,粳米 50 克。

制作:将以上 3 味煮粥。

服法:每日分 2 次服食。

功效:益胃润燥,生津止渴。

适用证型:适用于高血压病合并糖尿病气阴两虚证。

46. **李子饮**

配方:鲜熟李子适量。

制作:将李子去核,肉切碎,用纱布绞汁。

服法:每饮 1 汤匙,每日 3 次。

功效:滋阴补肾,利水。

适用证型:适用于高血压病合并糖尿病肾阴亏虚证。

47. **萝卜豆腐粥**

配方:鲜萝卜 500 克,豆腐、粳米各 100 克,盐、味精、麻油少许。

制作:先将萝卜洗净切碎;豆腐洗净切块。再将粳米淘净,与萝卜、豆腐一同放入锅内,加水用武火煮,水沸后改用文火煮至米开花,加入盐、味精、麻油即可。

服法:每日晨起空腹服食。

功效:消食导滞,止渴除烦。

适用证型:适用于高血压病合并糖尿病胃热炽盛证。

48. **山药南瓜粥**

配方：南瓜、山药、粳米各 30 克。

制作：将南瓜和山药切片，与粳米一同煮粥。

服法：每日 2 次服用。

功效：补中气，止消渴。

适用证型：适用于高血压病合并糖尿病气阴两虚证。

49. **玄参炖猪肝**

配方：玄参 15 克，猪肝 500 克，菜油、葱、姜、酱油、料酒、白糖、水淀粉各适量。

制作：先将猪肝洗净，与玄参一同放锅内，加水适量，煮 1 小时，捞出猪肝，切成小片备用。再将菜油入锅中，放入葱、姜，稍炒后再放入猪肝片，加酱油、白糖、料酒少许，入原汤适量收汁，勾入水淀粉使汤汁透明。

服法：佐餐食用。

功效：滋阴养肝明目。

适用证型：适用于高血压病合并糖尿病肾阴亏虚证。

50. **兔炖山药汤**

配方：兔 1 只，山药 60 克，调料适量。

制作：将兔子去毛、爪及内脏，洗净切块，与山药一同加水煮熟，适量调味即可。

服法：饮汤食肉。

功效：益气养阴止渴。

适用证型：适用于高血压病合并糖尿病气阴两虚证。

51. **黑豆炖猪肉**

配方：黑豆 50 克，瘦猪肉 100 克。

制作：先将猪肉加水煮沸，弃汤，再加水下黑豆炖至肉烂豆熟。

服法:调味后喝汤食肉。

功效:补肾,健脾,利水。

适用证型:适用于高血压病合并糖尿病肾阴亏虚证。

52. **玉竹粥**

配方:玉竹 20 克,粳米 50 克,冰糖适量。

制作:玉竹加水煎煮,去渣取汁,再放入粳米煮粥,粥熟后加冰糖,稍煮即可。

服法:每日早、晚服用。

功效:滋阴润肺,生津止渴。

适用证型:适用于高血压病合并糖尿病肺热津伤证。

53. **苦瓜石榴汤**

配方:苦瓜 1 条,石榴 2 个。

制作:将苦瓜和石榴洗净,加水煮汤。

服法:每日 2 次,可长期服用。

功效:清热生津,润肺止渴。

适用证型:适用于高血压病合并糖尿病肺热津伤证。

54. **猪肉花粉玉米须汤**

配方:瘦猪肉 60 克,玉米须 30 克,天花粉 20 克。

制作:猪肉用清水煮熟后加玉米须和天花粉,文火稍煮即可。

服法:饮汤,吃肉。

功效:滋阴润燥,清热止渴,利水消肿。

适用证型:高血压病合并糖尿病各证型均适用。

55. **苦瓜蚌肉汤**

配方:苦瓜 200 克,蚌肉 60 克,油、盐各适量。

制作:将苦瓜和蚌肉一起煮汤,加油、盐调味。

服法:吃苦瓜、蚌肉,喝汤。

功效:养阴清热,润燥止渴。

适用证型:适用于高血压病合并糖尿病肺热津伤证。

56. 玉米须龟汤

配方:玉米须 120 克,乌龟 1 只,调料适量。

制作:乌龟宰后去头、足及内脏,洗净,与玉米须同置沙锅内,加水适量,武火烧开,再用文火炖至烂熟,加调料即成。

服法:吃龟肉,喝汤。

功效:滋阴补肾,生津降压。

适用证型:适用于高血压病合并糖尿病肾阴亏虚证。

57. 西瓜翠衣煎

配方:西瓜皮 200 克。

制作:将西瓜皮削去外层老皮,收集洗净,切片,入锅中煎煮 30 分钟即可。

服法:饮汤,吃西瓜皮。

功效:清热止渴润肺。

适用证型:适用于高血压病合并糖尿病肺热津伤证。

58. 兔肉汤

配方:兔 1 只,葱、盐各适量。

制作:将兔去掉皮和内脏,洗净切块,加水煮熟,用葱、盐调味即可。

服法:饮汤,食肉。

功效:止渴生津,养阴润燥,补中益气。

适用证型:适用于高血压病合并糖尿病气阴两虚证。

59. 萝卜炖鲍鱼

配方:鲜萝卜 300 克,干鲍鱼 50 克。

制作:将萝卜洗净,与鲍鱼一同煮熟。

服法:每日分 2 次佐餐食用,连服 2 周。

功效:滋阴清热,养血柔肝,消食化滞。

适用证型:适用于高血压病合并糖尿病胃热炽盛或肾阴亏虚证。

60. **白鸽煮银耳**

配方:白鸽半只,银耳 10 克,盐适量。

制作:白鸽去掉毛及内脏,放锅中,加水煮熟,再加银耳和适量盐。

服法:趁热饮汤,食肉和银耳。

功效:滋阴润燥。

适用证型:适用于高血压病合并糖尿病肺热津伤证。

61. **海参胰蛋汤**

配方:海参 6 克,猪胰 1 具,鸡蛋 1 个,酱油适量。

制作:将海参泡发,切片,与猪胰一同放入锅中炖熟,再放入去壳的鸡蛋,加酱油调味。

服法:佐餐食用。

功效:补肾滋阴,养血润燥。

适用证型:适用于高血压病合并糖尿病肾阴亏虚证。

62. **芸豆汤**

配方:芸豆(四季豆)100 克。

制作:将芸豆洗净切碎,加水煮汤。

服法:饮汤,吃豆。

功效:养阴润肺止渴。

适用证型:适用于高血压病合并糖尿病肺热津伤证。

63. **猪肚山药汤**

配方:猪肚 1 具,山药 30 克,调料适量。

制作:将猪肚洗净切碎,与山药一同加水煮熟,加入调料即成。

服法:佐餐食用。

功效:补脾益胃,养阴生津。

适用证型:适用于高血压病合并糖尿病气阴两虚证。

64. **乌梅茶**

配方:乌梅 15 克,茶叶 3 克。

制作:将乌梅与茶叶一同放杯中,加水冲泡。

服法:每日 1 剂,多次饮用。

功效:清热养阴止渴。

适用证型:适用于高血压病合并糖尿病肺热津伤证。

附录　食物中各种营养素的生理作用及对血压的影响

1. 蛋白质——构建人体的"建筑材料"

蛋白质是组成人体组织和器官的重要部分。蛋白质是生命的物质基础,可以说,没有蛋白质就没有生命。蛋白质是构成和修补人体组织的原材料,人的全身没有一处不含蛋白质。人的生长发育,组织损伤后的修复,都需要蛋白质。调节人体生理功能的激素,保护机体免受致病微生物侵害的抗体,转运血浆中脂类物质的载脂蛋白以及催化体内化学反应的酶类,都是以蛋白质为主要原料构成的。蛋白质还有维持血浆渗透压和供给机体能量的功能。因为蛋白质的生理功能不能完全由脂肪和糖类来代替,所以食物蛋白质的营养价值超过了其他营养素。蛋白质在体内被分解为氨基酸而被吸收。组成蛋白质的氨基酸有 20 多种,其中有 8 种氨基酸体内不能合成,只能由食物供给,称为"必需氨基酸"。食物蛋白质的营养价值取决于蛋白质的含量、蛋白质的消化率及所含的必需氨基酸的数量和比例。近年来,营养学家提出,利用氨基酸的互补作用,可以提高蛋白质的利用率。所谓蛋白质的互补作用,就是用两种或两种以上含蛋白质的食物混合食用,使其所含的氨基酸在数量和比例上与人体的需要量相接近,便于被人体消化吸收。蛋白质含量高的食品有:鱼、肉、蛋、奶、虾等。各类蛋白质中,鱼类的蛋白质有降低血压的作用,而其他蛋白质则没有。酪氨酸缺乏可引起血压升高。含酪氨酸高的食物有大豆、羊肉、皮蛋、鲫鱼、牛奶、南瓜子、花生等。

2. **脂肪——贮存能量的“仓库”**

脂肪是膳食中重要的营养物质，是人体主要的产热和供能物质。脂肪由甘油和脂肪酸组成。脂肪的主要生理功能是带给热能和贮存能量。脂肪在体内氧化所产生的热能远大于蛋白质和糖类。机体在饥饿状态时动用皮下和腹部的“脂肪库”来供能，避免了蛋白质的消耗。皮下脂肪有隔热保暖作用，可阻止体表的散热。内脏的脂肪可以保护和固定器官，减少摩擦和振动。膳食中脂肪，可以作为脂溶性维生素的溶剂，促进它们的吸收。一些类脂质如磷脂、胆固醇等是细胞的主要成分，在生命活动中起着重要的作用。根据化学结构的不同，脂肪酸分为饱和脂肪酸和不饱和脂肪酸。有的不饱和脂肪酸是机体不可缺少的营养物质，而在体内又不能合成，必须由食物提供，称为“必需脂肪酸”。必需脂肪酸主要有亚油酸、亚麻酸、花生四烯酸等。必需脂肪酸有降低血清胆固醇和三酰甘油，减少血小板聚集，防止血栓形成的作用。必需脂肪酸在植物油中含量较高，而在动物油中含量较少，但海产品中必需脂肪酸的含量却很高。膳食中降低脂肪总量，减少饱和脂肪酸，增加不饱和脂肪酸可使血压下降。

3. **糖类——提供热能的“燃料”**

糖类又称碳水化合物，包括单糖、双糖和多糖，是人体最重要的供能物质。单糖，如葡萄糖和果糖，可在小肠中吸收。双糖包括蔗糖、麦芽糖和乳糖，须经消化、分解为单糖后才能被吸收利用。多糖包括淀粉、糖原和纤维素。淀粉是人们日常膳食中的主要成分。谷物、豆类、白薯、土豆中淀粉含量都很丰富。淀粉经消化，依次被分解为糊精、麦芽糖，最后以葡萄糖的形式被体内吸收和利用。糖原是人体贮存能量的一种形式。人体的糖原 1/3 存在于肝脏，2/3存在于肌肉组织中。当人体摄入糖类或脂肪过多时，多余的部分就转变为糖原贮存于肝脏或肌肉中。当机体的能量不足时，这些糖原就分解为葡萄糖，供给身体需要。供给热能是糖类的最主要的生理功能。神经细胞所需要的能量需由葡萄糖来提供。肝糖原有保肝、解毒的功能。肝糖原储备充足，能提高机体对细菌毒素的抵抗能力和对其他有害物质的解毒能力。糖类的摄入量过多，超过人体正常需要时，很易转化为脂肪引起肥胖，并能使血压上升。

蛋白质、脂肪、糖类是人体主要三大供能物质。机体摄入和消耗的能量，通常用焦耳或卡表示。卡是指 1 克水的温度从 15℃升高到 16℃所需的能量。1 卡＝4.184 焦耳。卡是一个很小的单位，营养学上一般用千卡(大卡)或千焦作为热能的单位。人体所需要的热能来源于糖类、脂肪和蛋白质在体内的氧化。每克蛋白质或糖类在体内完全氧化分解可释放 4 千卡的热能，每克脂肪释放 9 千卡热能。

4. 维生素——各种各样生物催化剂的“零件”

维生素是人体必需的一类有机化合物。各种维生素的结构和功能有很大差异，它们在体内都是酶的组成部分，作为化学反应的催化剂参与新陈代谢。维生素种类繁多，已知的维生素有几十种。维生素分脂溶性维生素和水溶性维生素两大类。脂溶性维生素一般存在于动、植物的脂肪中，过量的脂溶性维生素容易在体内沉积于脂肪组织和肝脏中，引起中毒。水溶性维生素一般存在于蔬菜和水果中，经体内代谢后随尿液排出体外。脂溶性维生素主要有维生素 A、维生素 D、维生素 E、维生素 K。水溶性维生素主要有 B 族维生素(包括维生素 B_1、B_2、B_6、B_{12}、烟酸、叶酸等)和维生素 C。

维生素 A 又名视黄醇，存在于动物脂肪中，动物肝脏、蛋黄、鱼类、牛奶中含量较高。在绿色和红黄色蔬菜中，如胡萝卜、菠菜、西红柿、黄瓜中含有类胡萝卜素，它们被人体吸收后，能转变为有生理活性的维生素A。维生素A的主要生理功能是维持上皮细胞组织的正常功能；参与视紫质的合成，增强视网膜的感光性能；参与体内的许多氧化过程。维生素A缺乏可导致夜盲症、干眼症、角膜软化症、皮肤干燥等病症。近年发现，维生素A有防癌、抗癌作用。缺乏维生素A可影响上皮细胞的分化，使上皮细胞角质化，形成鳞状细胞，最终发展为癌。补充足够的维生素A有助于使恶变的细胞恢复正常。

维生素A是脂溶性维生素，吸收后可在肝脏贮存。长期过量摄入，可引起中毒，故摄入量不能过大。维生素A的急性中毒，可出现恶心、呕吐、头痛、嗜睡等症状；慢性中毒，表现为食欲不振，体重减轻，肝脏肿大等。

维生素B_1又叫硫胺素。含维生素B_1丰富的食物有谷物、豆类、动物内脏、酵母、蛋类。维生素B_1的主要生理功能是构成一种名为焦磷酸硫胺素的辅酶，参与糖的代谢。维生素B_1缺乏时，焦磷酸硫胺素合成减少，丙酮酸代谢受阻，积存在神经和血管就会引起脚气病(不是所谓的脚癣)。发病时神经系统症状可有肌肉酸痛，步态不稳，甚至肌肉萎缩。心血管系统症状有心悸气促，严重者心脏扩大，甚至心力衰竭。近年来研究人员发现，维生素B_1可降低胆固醇，降低低密度脂蛋白，从而降低心血管疾病的发病率。全粒谷物和杂粮中维生素B_1含量较高，而精米和精面中的含量大大减少，平时多食用粗粮和杂粮，可以防止维生素B_1的缺乏。维生素B_1是水溶性维生素，不能在体内贮存，大量摄入时，多余的部分从尿中排出。维生素B_1在碱性条件下对热极不稳定，煮粥和蒸馒头时，加碱可致维生素B_1被破坏。

维生素 B_2 又称核黄素。含维生素 B_2 丰富的食物主要有动物内脏、蛋、奶等，其次是绿叶蔬菜、豆类。维生素 B_2 是人体许多酶类物质的组成部分，参与体内物质代谢。维生素 B_2 缺乏时可导致皮肤细胞的生长分裂异常，发生舌炎、口角炎等病症。

维生素 B_6 的生理功能是构成多种酶的辅酶，参与蛋白质、脂肪、糖类的代谢。维生素 B_6 缺乏可发生皮炎、低色素小细胞性贫血、动脉粥样硬化。食物中维生素 B_6 分布很广，鱼、肉、蛋、奶、谷物、豆类中含量都较高。

烟酸又叫尼克酸，存在于肝脏、酵母、肉类、豆类、花生、谷物中。烟酸的生理功能是构成脱氢酶的辅酶，在体内代谢中起着重要作用。烟酸缺乏可引起癞皮病。它的典型症状是皮炎、腹泻和痴呆。烟酸能扩张血管和降低血清胆固醇含量。临床常用大剂量烟酸治疗高胆固醇血症、动脉粥样硬化、内耳眩晕症等。

维生素 C 又称抗坏血酸。人体不能合成维生素 C，必须从食物中获得。维生素 C 具有重要的生理作用。人体胶原蛋白的合成需要维生素 C 的参与。缺乏维生素 C 时，胶原蛋白合成障碍，细胞间的联结受到影响，表现为毛细血管的脆性增加，导致皮下、粘膜出血，即坏血病。维生素 C 能促进胆固醇的排泄，防止胆固醇在动脉内壁的沉积，已形成的动脉粥样斑块能在维生素 C 作用下溶解。美国科学家的研究发现，维生素 C 的血液浓度与血压数值呈负相关，表明维生素 C 能预防高血压的发生。维生素 C 还有保护心脏，改善心脏功能的作用。此外，维生素 C 还能治疗贫血，抗癌，预防感冒。维生素 C 溶于水，不耐热，蔬菜在烹调时因加热可损失一部分维生素 C。蔬菜和水果中维生素 C 含量较高，如柑橘、西红柿、草莓、绿叶蔬菜等。

维生素 D 在体内骨骼组织的无机盐代谢过程中起着重要作用。它不仅能促进钙和磷的吸收，还可使钙和磷最终形成骨骼组织的基本成分。缺乏维生素 D，儿童可患佝偻病，成人则引起骨软化病。海鱼肝脏中维生素 D 含量最丰富，蛋、奶中也有较少的含量。日光浴能促进人体合成维生素 D。

维生素 E 与生殖功能有关，所以又叫生育酚。维生素 E 的主要生理功能是抗氧化作用。它在体内与硒共同完成防止不饱和脂肪酸被氧化成过氧化脂质的生理功能。过氧化脂质能损害细胞膜。所以，维生素 E 能保护细胞膜，促进毛细血管增生，改善微循环，有利于防止动脉粥样硬化，抑制血栓形成，降低心脑血管病发病率，防治糖尿病并发症。维生素 E 与生殖功能有关，缺乏时可致不育和习惯性流产。维生素 E 存在于坚果、植物油、麦胚中，绿叶蔬菜、肉类、奶、蛋中含量也很丰富。

5. **各种化学元素——生命的“火花”**

组成人体的各种化学元素，根据含量的不同，可分为宏量元素和微量元素。宏量元素又称常量元素，是指占人体总重量万分之一以上的元素，主要有碳、氢、氧、氮、硫、钙、磷、钠、钾、氯、镁。这些元素总共占人体重量的 99.95%。其中碳、氢、氧、氮、硫等元素构成有机化合物，其余的构成无机化合物，主要为金属化合物，又称为无机盐。微量元素是指占人体重量不足万分之一的元素。人体必需的微量元素有铁、铜、锌、硒、碘、氟、锰、钴、铬、钼、钒、锡、锶、锗、镍等 15 种。

(1)钙：钙是人体中含量最多的无机元素，约占人体重量的 1.5%～2.0%。其中 99%存在于骨骼和牙齿中，是构成人体骨骼和牙齿的主要物质；1%存在于软组织、细胞外液和血液中。钙参与维持人体的多种生理活动。如调节神经、肌肉的兴奋性，调节毛细血管的通透性，参与凝血机制，降低血压，还对多种酶有激活作用。缺钙可导致儿童佝偻病、高血压病、骨质疏松症等。含钙丰富的食物有乳制品、豆腐、虾皮、骨头汤等。维生素 D、乳糖、蛋白质可促进钙的吸收。

(2)磷：磷也是构成人体牙齿和骨骼的重要成分，组织细胞中许多重要成分的原料都含有磷，如核酸、磷脂等。磷参与人体的许多重要生理功能，糖类、脂肪、蛋白质的代谢，能量的贮存和转移，酸碱平衡的维持都需要磷的参与。磷广泛分布于动植物食物中，如肉类、豆类、鱼类等，与蛋白质、脂肪结合成核蛋白、磷蛋白和磷脂等，也可以合成少量其他有机磷和无机磷化合物。磷的吸收需要维生素 D 的协助。

(3)钠：钠是人体必需的重要宏量元素之一。人体主要是通过食盐(氯化钠)摄入钠。钠的生理功能主要是维持酸碱平衡，调节水分，维持血压的正常。钠存在于细胞外液中，是维持细胞外液渗透压的主要成分。钠通过调节细胞外液容量来调节血压。钠浓度的变化，对血压的影响很大，膳食中钠过多，钾过少，钾/钠比值低，则血压升高；反之，钾/钠比值大，则血压下降。因此，低盐饮食是高血压患者最重要的饮食原则，但钠的摄入量也不可过低。缺钠时，神经肌肉的兴奋性降低，出现食欲不振，疲乏无力，心率增快等症状。

(4)钾：钾在人体内与酸碱平衡的维持和细胞内、外营养素的运输有关。钾对维持心肌功能非常重要；钾通过利尿、扩张血管、降低外周阻力而使血压下降；钾对肾脏有保护作用，能防止肾结石的形成；钾还能抑制骨的脱钙、脱无机盐的作用，可防治骨质疏松。人体摄入钠和钾的比例，以 1∶1 为最好。新鲜水果和蔬菜都含有较高的钾。人体不能进食时，由于每天从尿液排出钾约 2 克，易出现低钾血症，应注意补钾。钾从饮食中摄入过多时，人体会出现保护性呕吐以阻止其吸收，同时肾脏加速钾的排泄，所以一般人不会有钾摄入过多而中毒的危险。

(5)镁：镁是人体不可缺少的无机盐之一。镁是多种酶的激活剂，当人体镁的浓度降低时，蛋白质的合成就会受到影响；镁是细胞内液重要的阳离子，神经、肌肉的兴奋与抑制，酸碱平衡的维持，都需要镁的参与，人体血清镁的浓度下降时，神经肌肉的兴奋性增强，可出现情绪激动，烦躁心慌，甚至惊厥；镁是维持心脏正常功能所必需的元素，对血压的维持也有重要作用；镁能预防高胆固醇所致的冠状动脉粥样硬化，并能使周围血管扩张，从而使血压下降。豆类、谷物、绿叶蔬菜和水果中都富含镁。长期慢性腹泻、呕吐的患者可出现镁的缺乏。

(6)铁：铁在人体内含量约为 4 克～5 克，其中大部分以血红蛋白，少部分以肌红蛋白和其他化合物的形式存在。其余为储备铁，主要以铁蛋白的形式存在于肝、脾及骨髓的网状内皮系统中。铁的生理功能主要是参与体内血红蛋白、肌红蛋白的合成，参与氧的转运、交换和组织的呼吸过程。缺铁可导致缺铁性贫血。动物肝脏、蛋黄、豆类含铁较高。

(7)锌：锌是人体内多种酶的组成部分，在物质代谢中起着重要作用。锌是 DNA 聚合酶的组成部分，缺锌时蛋白质合成障碍，影响儿童的生长发育；锌与血压有关，饮用高镉水引起血压升高时，通过补充锌可以得到纠正；锌能增进味觉和食欲，还能提高人体的免疫功能。含锌高的食物有动物蛋白、鱼类、肝脏、豆类、坚果等。谷物的表皮含锌较高，精制食品可使锌大量损失。

(8)铬：人体含铬量非常少，大约不足 6 毫克，而且随年龄增长而降低。铬在人体中有着重要的生理作用，是糖耐量因子的成分之一，在糖代谢中作为辅助因子协助胰岛素发挥作用；铬能降低血清胆固醇水平，预防动脉粥样硬化的发生；铬还能促进蛋白质的代谢，动物缺铬可出现生长发育停滞的现象。富含铬的食物有肉类、动物肝脏、啤酒、海产品、谷物、豆类等。谷物经加工精制，铬的含量大为减少。啤酒和肝脏中的铬不仅含量高，而且以"葡萄糖耐量因子"的形式存在，易于被人体吸收。老年人体内含铬量降低，应注意铬的补充。

(9)硒：硒在体内参与谷胱甘肽过氧化物酶的合成，这种酶能分解过氧化物，防止脂质的过氧化反应，清除自由基对细胞的损害。有学者研究发现，硒摄入量高的地区，心血管疾病的发病率较低；硒和金属有很强的亲和力，能和对人体有害的重金属结合成金属-硒-蛋白质复合物，使金属被解毒，并排出体外；硒还有保护视力及提高免疫力的作用。

6. 水——机体的"润滑剂"

水是维持生命活动最基本的物质，大约占人体重量的 2/3。水可以调节体温；可以滋润皮肤，润滑器官；许多营养物质都溶于水，成为离子状态而发挥生理功能；水参与体内的物质代谢，促进各种生理活动和生化反应的进行。水的代谢与盐密切相关，钠盐能促进水分蓄积，而钾盐和钙盐能促进水分排出。

7. 食物纤维——人体的"清道夫"

食物纤维素被称为第七营养素，它是一种多糖物质，但不产生热能，也很难被胃肠道的酶类消化分解，换句话说，它不会被人体消化吸收。食物纤维的种类很多，大致可分为非水溶性和水溶性两大类。非水溶性食物纤维主要来源于谷物和豆类种子的外皮，有纤维素、半纤维素、木质素等；水溶性食物纤维主要来自于水果和藻类，包括果胶、藻胶、树胶、粘质等。传统观念认为，食物纤维既无营养价值又无嗅觉、味觉上的功能。但是近年来的科学研究发现，许多疾病的发生都与食物纤维的缺乏有关。食物纤维对人体健康有如下功用：

(1)增加食物的咀嚼时间，延长胃排空时间，促进消化液分泌，使食物能更好地消化吸收。

(2)水溶性食物纤维在胃中吸收水分，可增加饱腹感，有利于控制食量，同时可延缓、减少肠道中糖类和脂肪的吸收，故可降低血糖和血脂水平。

(3)有利于大便的通畅，减少有毒物质和致癌物质对人体的危害。

(4)高纤维素饮食能改善外周胰岛素的敏感性，有利于糖尿病及其并发症的防治。

肝炎的诊断及防治	17.00元
农民小伤小病自我防治手册	8.00元
高血压防治(修订版)	9.50元
高血压病早防早治	7.50元
高血压中西医防治	13.00元
高血压病自然疗法	9.00元
高血压病患者饮食调养	4.50元
血压异常的危害及其防治	9.50元
冠心病用药方法及不良反应处理	15.00元
冠心病防治320问(第二版)	8.50元
冠心病早防早治	12.00元
中老年冠心病防治	6.00元
动脉粥样硬化防治	6.50元
心绞痛自我防治	6.00元
心脏病患者饮食调养	6.50元
心脏养护与心脏病防治	15.00元
心律失常防治150问	7.00元
心肌梗死自我防治	5.50元
如何预防再次心肌梗死	15.00元
风湿性心脏病防治200问	6.00元
中老年人心血管急症的防治	8.50元
老年心血管病防治与康复	6.50元
心血管病防治用药知识160问	7.00元
心脑血管疾病用药知识	9.50元
常见心血管疾病家庭康复	5.50元
常见心脑血管疾病的早期信号与预防	6.00元
老年常见病先兆及预防	28.00元
心脑血管病的自我预防与康复	6.50元
心脑血管疾病饮食调养(另有VCD)	7.50元
脑血管病防治200问(第二版)	7.50元
脑血管病自我防治	5.50元
脑养护与脑血管病防治	12.00元
脑血栓防治200问	7.50元
脑梗死防治260问	11.00元
脑血栓自然疗法	9.00元
脑瘤诊治200问	6.00元
中风防治200问	7.00元
中风患者家庭康复	6.50元
偏瘫患者运动疗法	5.00元
糖尿病防治200问(第二版)	7.00元
糖尿病早防早治	8.00元
糖尿病家庭康复	4.50元
实用糖尿病防治手册	15.00元
新编糖尿病防治指南	15.00元
糖尿病的胰岛素治疗	6.50元
糖尿病药膳	12.00元
糖尿病饮食调养(修订版·另有VCD)	12.00元

糖尿病并发症防治 400 问 10.00 元

糖尿病防治误区 110 问 6.00 元

糖尿病自然疗法 6.00 元

糖尿病自我防治 14.50 元

糖尿病专家与患者对话 19.00 元

糖尿病患者怎样吃 14.00 元

糖尿病患者用药知识 10.00 元

高脂血症防治 100 问（修订版） 4.50 元

高脂血症早防早治 6.50 元

高脂血症中西医防治 153 问 6.50 元

高脂血症患者饮食调养 5.00 元

贫血自我防治 8.00 元

放化疗病人的调养与护理 11.50 元

白血病防治 200 问 6.00 元

实用常见肾脏病防治 8.00 元

肾炎防治(修订版) 8.00 元

肾脏疾病的三联疗法 12.00 元

肾脏疾病诊疗手册 15.00 元

肾脏疾病饮食调养（另有 VCD） 5.50 元

肝炎预防 50 法 12.50 元

实用肝病中西医防治 15.50 元

肝炎防治 400 问(第二版) 11.50 元

乙型蚂蚁疗法 12.00 元

乙型肝炎防治 5.50 元

专家谈乙肝阳转阴 35.00 元

得了乙肝怎么办——一位乙肝病人的康复之路 16.00 元

乙型肝炎自然疗法 12.00 元

乙型肝炎防治 30 法 9.50 元

乙型肝炎病毒携带者必读 5.50 元

实用肝病自然疗法 4.50 元

解酒醒酒与护肝养胃 12.00 元

怎样使脂肪肝逆转 21.00 元

脂肪肝防治 6.50 元

脂肪肝早防早治 5.50 元

肝胆常见病防治 240 问 5.50 元

肝癌防治 270 问 6.00 元

肝病饮食调养 150 问（另有 VCD） 6.00 元

胆石症防治 240 问 6.00 元

人体结石病防治 9.00 元

呼吸系统常见病防治 320 问 7.50 元

呼吸系统疾病中西医防治 8.00 元

以上图书由全国各地新华书店经销。凡向本社邮购图书或音像制品，可通过邮局汇款，在汇单“附言”栏填写所购书目，邮购图书均可享受 9 折优惠。购书 30 元（按打折后实款计算）以上的免收邮挂费，购书不足 30 元的按邮局资费标准收取 3 元挂号费，邮寄费由我社承担。邮购地址：北京市丰台区晓月中路 29 号，邮政编码：100072，联系人：金友，电话：(010)83210681、83210682、83219215、83219217(传真)。